Inga Mol
Annemarie Klaassen
Josien Boomgaard
Hanneke Knibbe
Nico Knibbe

Basisboek voor de ErgoCoach

Inga Mol

Annemarie Klaassen

Josien Boomgaard

Hanneke Knibbe

Nico Knibbe

Basisboek voor de ErgoCoach

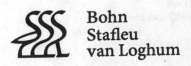

Bohn
Stafleu
van Loghum

Houten, 2016

Eerste (ongewijzigde) druk, Bohn Stafleu van Loghum, Houten 2016
Basisboek voor de ergocoach, Mol, should be Tweede druk

ISBN 978-90-368-1260-3   ISBN 978-90-368-1261-0 (eBook)
DOI 10.1007/978-90-368-1261-0

NUR 870
Omslagontwerp en opmaak: Studio Imago, Amersfoort
Basisontwerp binnenwerk: Twin Design b.v., Culemborg
Cartoons pp. 18, 45, 52, 139, 140 en 141: Auke Herrema, Delft
Illustraties pp. 99-101, 107 en 108: Ron Slagter Enterprises, Voorschoten

Bohn Stafleu van Loghum
Het Spoor 2
Postbus 246
3990 GA Houten

www.bsl.nl

Voorwoord

Beste ErgoCoach,

Je hebt het basisboek in handen dat geschreven is om je te ondersteunen bij je werk. Wij, de vijf auteurs, weten hoe enorm groot de vraag is naar goede informatie, omdat jouw functie nog zo nieuw is. De eerste ergocoaches hebben pionierswerk verricht. Er is met veel inzet en goede wil hard gewerkt en veel bereikt. Maar sommige ergocoaches zijn ook gestopt, omdat er nog zo weinig bekend was over hun taken en functies. Met dit boek willen we daar verandering in brengen, door het beschrijven van de basiskennis die een ergocoach naar ons idee moet hebben.

Met het samenbrengen van onze kennis, ervaring en passie voor het onderwerp hopen we een boek gemaakt te hebben dat gebruikt kan worden door ergocoaches in alle velden van de gezondheidszorg. Het boek kan gebruikt worden door ergocoaches in opleiding, maar is ook bedoeld voor de meer ervaren ergocoach.

Natuurlijk staan we open voor verbeteringen en aanvullingen. Heb je vragen of opmerkingen dan kun je daarmee terecht bij Inga Mol - IRPH, Koningsplein 38b, 2518 JH Den Haag, of stel je vraag per e-mail via www.lerentillen.nl.

Zomer 2005

Inga Mol, Den Haag
Annemarie Klaassen, Rotterdam
Josien Boomgaard, Bussum
Hanneke Knibbe, Bennekom
Nico Knibbe, Barneveld

Inhoud

Bijlagen

Inleiding

Arbeidsomstandigheden in het algemeen en fysieke belasting in het bijzonder hebben de laatste jaren in de gezondheidszorg in Nederland veel aandacht gehad. Dit was ook wel nodig: klachten aan het bewegingsapparaat worden vaak veroorzaakt door zware arbeidsomstandigheden. We weten allemaal dat werken in de gezondheidszorg vaak werken onder niet al te lichte omstandigheden betekent! Klachten aan het bewegingsapparaat, zoals rugklachten en nek- en schouderklachten, komen dan ook veel voor bij zorgverleners. Reden genoeg om hier actief mee aan de slag te gaan.

In de verpleeghuissector begon men als eerste actie te ondernemen, en dit verspreidde zich al snel naar de thuiszorg en verzorgingshuizen. Nu zie je eigenlijk overal dat er beleid is op het gebied van fysieke belasting. Dit komt niet in de laatste plaats doordat er afspraken zijn gemaakt tussen werkgevers, vakbonden en overheid. Deze afspraken hebben geresulteerd in arboconvenanten en CAO-afspraken, waarin Praktijkrichtlijnen Fysieke Belasting zijn opgenomen. Organisaties zijn verplicht deze richtlijnen te hanteren.

In de Praktijkrichtlijnen, de basis voor dit boek, staat enorm veel gemeld over hoe in de gezondheidszorg veilig gewerkt kan worden. Veilig werken betekent hier dat de fysieke belasting dusdanig is dat er geen fysieke klachten ontstaan. In de praktijk betekent dit dat er bewuster omgegaan moet worden met fysieke belasting, met de keuze van goede verplaatsingstechnieken en met het inzetten van hulpmiddelen.

In het kader van de Praktijkrichtlijnen springt een aantal zaken in het oog. Natuurlijk zijn er allerlei regels wanneer het gaat over de zorg voor de individuele cliënt: wat is het maximaal tilgewicht, hoe lang mag je voorovergebogen staan en wat is een goede werkhoogte? Naast deze cliëntgerichte regels zijn er ook beleidsmatige richtlijnen. Medewerkers moeten geschoold worden. Er moet gewerkt worden met verplaatsingsprotocollen; arbochecks en fysieke belasting moeten regelmatig in het werkoverleg terugkomen.

Er zijn mensen op de werkvloer nodig die de richtlijnen invoeren en handhaven en die functioneren als vraagbaak voor hun collega's. Deze mensen worden ergocoaches genoemd. Zij zijn niet nieuw: ze zijn al ongeveer vijftien jaar bekend als tilconsulenten, tilspecialisten of preventiedeskundigen. Voor hen is dit boek bedoeld. In dit boek wordt beschreven welke basiskennis ergocoaches nodig hebben om hun werk te kunnen doen.

Ergocoaches vormen een gevarieerde groep: het zijn mensen met opleidingen op mbo- en hbo-niveau. Het kunnen teamleden zijn of fysiotherapeuten en ergotherapeuten. In dit boek wordt uitgegaan van mbo- en hbo-niveau.

Hoewel ergocoaches zowel werkzaam kunnen zijn in functies waarbij je direct contact hebt met cliënten, als in meer ondersteunende diensten, richten we ons in dit boek op de ergocoaches in de cliëntgebonden functies.

Het boek is verdeeld in twee delen. Het eerst deel gaat vooral in op het ontstaan van de functie van ergocoach en het beleid dat organisaties moeten voeren om volgens de Praktijkrichtlijnen te werken. Het tweede deel gaat over de praktijk. Hierin wordt ingegaan op het analyseren van cliëntsituaties, het toepassen van haptonomische verplaatsingstechnieken en het inzetten van hulpmiddelen. Het omgaan met weerstanden bij zowel cliënten als collega's besluit dit boek.

Het *Basisboek voor de ErgoCoach* is te gebruiken als lesboek voor ergocoaches in een opleiding. Het boek is zeker ook goed te gebruiken als achtergrondmateriaal voor diegenen die al als ergocoach werken. De hoofdstukken zijn zowel in samenhang als apart bruikbaar.

Het *Basisboek voor de ErgoCoach* is geschreven door verschillende deskundigen uit 'het veld'. Ieder heeft een of meerdere hoofdstukken voor zijn of haar rekening genomen.

In het boek is van de volgende terminologie gebruikgemaakt:

De zorgverlener is een zij.

De cliënt is een hij.

De ergocoach is een zij.

Tillen noemen we verplaatsen. Als het woord tillen wel gebruikt wordt, bedoelen we ook echt optillen.

Een transfer is een verplaatsing.

Verpleegkundigen en verzorgenden noemen we zorgverleners.

Deel 1

Beleid

Hoe is de functie van ergocoach ontstaan? En wat heeft een ergocoach nodig om haar taken uit te voeren? Levert het werk van de ergocoach eigenlijk wel wat op? Geschiedenis en randvoorwaarden, beleid, steun van het management, en het effect van het werk van de ergocoach – dat zijn de dingen waar Deel 1 over gaat.

1

ErgoCoaches: het waarom, wie en wat

Hanneke Knibbe

1.1   Inleiding

Steeds meer zorgorganisaties kiezen ervoor om met ergocoaches te werken. Ergocoaches zijn gewone medewerkers die extra deskundigheid in huis hebben op het gebied van fysieke belasting en die hun collega's ondersteunen en stimuleren om zichzelf te beschermen tegen fysieke overbelasting. Hoewel ergocoaches zowel werkzaam kunnen zijn in functies waarbij je direct contact hebt met cliënten als in meer ondersteunende diensten, richten we ons in dit boek voornamelijk op de ergocoaches in de cliëntgebonden functies. In dit hoofdstuk geven we aan waarom ergocoaches nodig zijn en hoe ze passen in een goed preventiebeleid fysieke belasting.

Ergocoaches zijn niet nieuw. Onder diverse benamingen, zoals tilspecialist of preventiedeskundige, zijn ze al meerdere jaren bekend in de zorg. De laatste twee jaar wordt er echter op grotere schaal met ergocoaches gewerkt en zijn er ruim 4000 geregistreerd bij het Project ErgoCoaches[1].

De directe aanleiding voor het ontstaan van ergocoaches is helder. Deze 'aandachtsvelders' op de werkvloer zorgen voor structurele aandacht voor fysieke belasting. De zorg kende jarenlang een hoog verzuim en een forse uitval door rugklachten en andere klachten aan het bewegingsapparaat, maar dat is aan het veranderen. Het verzuim is aan het dalen. Het is van belang dat die verandering zich doorzet, zeker in het licht van de vergrijzing onder zowel de algemene bevolking als onder de medewerkers in de zorg en welzijn. Ergocoaches kunnen hierbij een belangrijke rol, zo niet een sleutelrol spelen.

1.2   Bronaanpak

Zo'n 15 jaar geleden begonnen enkele zorgorganisaties met de invoering van een fundamenteel andere aanpak van fysieke belasting. In plaats van zich te richten op

---

[1] Het project ErgoCoaches is uitgevoerd met financiering van het ministerie van Sociale Zaken en Werkgelegenheid. Onder deze vlag zijn onder meer de registratie van ErgoCoaches en de landelijke ErgoCoach-dagen gerealiseerd.

training van zorgverleners in goede tiltechnieken, kozen ze voor een zogenaamde 'bronaanpak' van fysieke belasting. Een bronaanpak geeft aan dat de werker niet meer aangepast wordt aan het werk, maar het werk aan de werker. Als het werk te zwaar is, heeft het immers geen zin om de zorgverlener heel sterk of heel handig te maken door middel van tiltechnieken of fitness. Nee, het werk is fysiék te zwaar en dát moet zodanig beperkt worden dat het overgrote deel van de zorgverleners het aan kan.

Dat betekent niet dat vaardigheden, zoals transfertechnieken, en fitness onbelangrijk zouden zijn. Natuurlijk is het van groot belang je technieken te beheersen en voldoende energie te hebben om bijvoorbeeld regelmatig door je knieën te kunnen. Maar je mag niet verwachten dat zorgverleners alles kunnen tillen als ze maar góed tillen. Daar zitten grenzen aan.

De bronaanpak geeft aan dat je de fysieke overbelasting probeert aan te pakken bij de bron. Je probeert het werk zo te organiseren dat er geen sprake meer is van fysieke overbelasting. Bijvoorbeeld als een cliënt 's morgens altijd onderuitgezakt in bed ligt, kun je natuurlijk gaan kijken hoe je die transfer het beste kunt uitvoeren. Maar als je de bron aanpakt, zou de beste oplossing wel eens kunnen zijn om het

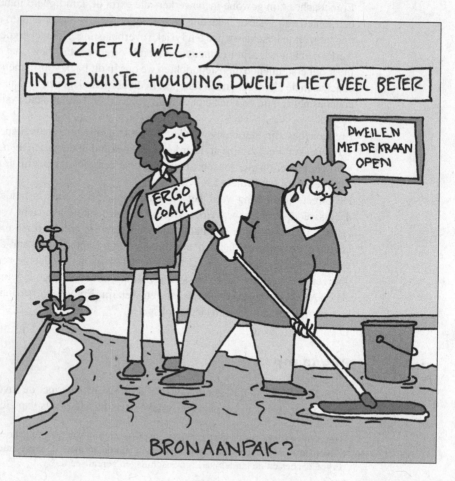

bed ietsje in anti-Trendelenbrug te zetten. De cliënt zakt dan niet meer weg en je hoeft de cliënt helemaal niet meer te verplaatsen.

Ook uit wetenschappelijk onderzoek komt de bronaanpak feitelijk als de enige effectieve manier naar voren om fysieke overbelasting echt aan te pakken. Dat betekent echter wel een behoorlijke omslag in het denken en de manier van werken in de teams. We zullen ons moeten realiseren dat er grenzen zijn aan wat we kunnen. Eigenlijk niet zozeer aan wat we kúnnen, want ook die zware passieve cliënt krijgen we met wat extra moeite best uit bed, maar het gaat veel meer om wat we *aan*kunnen. Als we het dan hebben over verplaatsen, betekent dat dat we steeds vaker een tillift zullen moeten gebruiken.

Als de cliënt te passief en te zwaar is om manueel te verplaatsen, zul je ook hier het probleem bij de bron moeten aanpakken. Dat betekent in dit geval dat je een tillift zult moeten gebruiken. Maar die staan niet altijd goed bekend en zouden te tijdrovend en cliëntonvriendelijk zijn. Om een omslag in het denken te bevorderen wordt er nu steeds meer gekozen voor de aanpak met de ergocoaches.

In de loop der jaren is deze bronaanpak verder uitgekristalliseerd en is vanaf 1999 (het jaar van de ondertekening van het arboconvenant voor de thuiszorg) structureel deel uit gaan maken van de diverse arboconvenanten en, voor de verpleeg- en verzorgingshuizen, de CAO Arbeid en Gezondheid Verpleeg- en Verzorgingshuizen (CAO AG V&V). In de meeste convenanten en in de CAO AG V&V wordt daarnaast ook het werken met de aandachtsvelders zoals de ergocoaches aanbevolen.

1.3 ErgoCoach: de functie

Ergocoaches zijn zodoende voortgekomen uit de praktijk. Pas later is de functie formeel in de arboconvenanten en in de CAO AG opgenomen. Het is dan ook logisch dat er zoveel verschillende namen voor ergocoaches in omloop zijn: tilco's, transfercoördinatoren, preventiespecialisten, hoco's (houdingscoördinatoren), bewegingsconsulenten enzovoort. Elke zorgorganisatie bedacht zijn eigen naam. Sinds twee jaar is, vooral om de herkenbaarheid te bevorderen, gekozen voor een landelijke term: 'ErgoCoach'. De achtergrond van deze keuze is tweeërlei. Het gaat allereerst niet alleen om verplaatsen, maar meer om fysieke belasting in bredere zin. Ook onderwerpen als steunkousen aan- en uittrekken of douchen van cliënten vallen onder de omschrijving. Daarnaast geeft de naam *coach* aan dat het hier niet iemand betreft die alles exact weet en de problemen eigenhandig zal gaan oplossen (een 'specialist', 'deskundige' of 'coördinator'), maar meer iemand die collega's ondersteunt, begeleidt en het proces gaande houdt en daarbij ook de eigen grenzen weet te bewaken door tijdig extra deskundigheid in te roepen.

De adviezen en de stimulans die ergocoaches bieden, kunnen een belangrijke impuls zijn voor de invoering en de kwaliteit van het preventiebeleid fysieke belasting. Ergocoaches zijn bijvoorbeeld veel op de werkvloer aanwezig, ze spreken vaak dezelfde taal als de collega's, er is een lage drempel om hen om advies te vragen en ze hebben veel kennis en ervaring van de dagelijkse praktijk.

De ErgoCoach als aandachtsvelder

Los van fysieke belasting is de functie van aandachtsvelder niet nieuw voor de zorg. Er wordt immers voor allerlei 'specialismen' al langer met aandachtsvelden gewerkt. Daarbij krijgt een gewoon teamlid extra scholing en verantwoordelijkheid op een bepaald zorginhoudelijk thema, zoals incontinentie, decubitus of NDT (*neuro-developmental treatment*). Het gaat daarbij vaak om nieuwe thema's of thema's die meer aandacht vergen dan de reguliere zorg en daarnaast een uitwerking op cliëntniveau vergen. Dat geldt ook voor fysieke belasting: de indicatiestelling voor hulpmiddelen kan bijvoorbeeld alleen maar op individueel cliëntniveau gemaakt worden, zodat zowel de veiligheid van de cliënt als die van de zorgverlener gewaarborgd is. De ergocoach past dus als aandachtsvelder goed in het werken met aandachtsvelden.

De ErgoCoach als preventiemedewerker

Het werk van de ergocoach lijkt prima te passen bij de taken van een nieuwe functie: de preventiemedewerker. Een preventiemedewerker is iemand die de werkgever bijstaat in de zorg voor de dagelijkse veiligheid en gezondheid op de werkplek. Deze functie is opgenomen in een wetswijziging van de Arbowet die per 1 juli 2005 in werking treedt[2]. Het werk van de ergocoach kan vanuit dit perspectief gezien worden als een invulling van de taken van de preventiemedewerker.

De functieomschrijving

Er zijn meerdere functieomschrijvingen voor ergocoaches in omloop. Dat komt doordat bijvoorbeeld een ergocoach in een ziekenhuis meestal andere taken heeft dan een ergocoach in een verzorgingshuis. De minder uniforme taken, de andere wijze van samenwerking in het team en de grotere verantwoordelijkheid die een zorgverlener in een ziekenhuis draagt, maken ook dat de inhoud van het takenpakket anders is dan die van een ergocoach in een verzorgingshuis.
Toch is er wel degelijk een rode draad zichtbaar. Het gaat altijd om adviseren, stimuleren, signaleren en actie ondernemen. Die actie kan bestaan uit het oplossen van het knelpunt, maar ook het doorspelen van het knelpunt naar bijvoorbeeld een werkgroep of de arbocoördinator.
Het zeer laagdrempelig, gevraagd en ongevraagd geven van advies aan collega's staat steeds centraal bij het werk van de ergocoaches. Zij spelen een belangrijke rol bij het praktisch vertalen van beleid naar werkelijk preventief handelen in de praktijk. Zij geven daarbij ondersteuning en feedback aan collega's. Ook omgekeerd hebben zij een rol als het gaat om het vertalen van de gevolgen van praktische problemen naar de noodzakelijke aanpassingen in beleid. In dat opzicht vormen ze ook de ogen en oren van bijvoorbeeld een werkgroep fysieke belasting (of ook wel Tilcommissie, ERGO-Cie enzovoort genoemd) die in veel organisaties aanwezig is als verbijzondering van een Arbo-commissie.

[2] Bron: Ministerie van Sociale Zaken en Werkgelegenheid

1.4 Randvoorwaarden voor succesvol werken met ErgoCoaches

Er zijn wel enkele voorwaarden waaraan moet worden voldaan om het werken met ergocoaches tot een succes te maken. Allereerst moet je als ergocoach voldoende toegerust zijn voor je taak. Je moet beschikken over voldoende kennis van (til)hulpmiddelen en werkmaterialen, maar je moet ook vaardigheid hebben in het gebruik ervan. Dat geldt natuurlijk ook voor het uitvoeren van manuele transfers en andere begeleidingsvormen, zoals NDT en haptonomie. Ook moet je weten hoe je je collega's kunt stimuleren tot gezond gedrag, zonder als politieagent met een opgeheven vingertje over de afdeling te lopen of te moeten gaan onderhandelen.

Ten tweede is het belangrijk dat je je als ergocoach gesteund en gewaardeerd weet. Waardering, erkenning en concrete steun vanuit het management is essentieel om als ergocoach effectief te kunnen werken. Dat geldt zeker ook voor het middenkader, die immers de ergocoach in veel gevallen direct zal aansturen.

Ten slotte zullen ergocoaches voldoende tijd moeten krijgen om hun functie in te vullen. In het begin zal dit meestal wat meer zijn dan later. In het begin zal het immers gaan om het in gang zetten van veranderingen. Een trein in gang zetten kost nu eenmaal veel meer energie dan hem rijdend houden (net zoals een tillift trouwens!). Ook zal in het begin de scholing van de ergocoaches tijd in beslag nemen. Later zien ergocoaches over het algemeen voldoende mogelijkheden om tijdens de directe uitvoering van het reguliere werk de ergocoach-taken uit te voeren. Wat niet wegneemt dat je ook in een later stadium extra tijd nodig blijft hebben.

In de landelijke Praktijkrichtlijnen is opgenomen dat een ergocoach ongeveer twee uur per week aan haar taak zou moeten kunnen besteden. Je kunt die richtlijnen voor jouw branche vinden in de diverse werkpakketten als achtergrondinformatie bij de BeleidsSpiegel[3].

1.5 ErgoCoaching, wat levert het op?

Er is nog niet zo veel bekend over het effect van het inzetten van ergocoaches. Wel is duidelijk dat zowel in het Verenigd Koninkrijk (ze noemen ergocoaches daar 'lifting champions' of 'key-workers') als in de VS (daar 'BIRN-nurses'[4] of 'ErgoRangers' geheten) in toenemende mate gewerkt wordt met een soort ergocoaches en dat men de overtuiging heeft dat ze werken (1,2). Het enige onderzoek dat expliciet melding maakt van de inzet van ergocoaches komt uit eigen land (3). Daaruit komen positieve effecten naar voren. Zorgverleners blijken bijvoorbeeld minder te worden blootgesteld aan fysieke belasting en hebben minder klachten aan het bewegingsapparaat.

Wel is er over het werken met aandachtsvelders, opinieleiders of sleutelfiguren in het algemeen het een en ander bekend. De onderzoekers Westgaard en Winkel (6) benadrukken bijvoorbeeld op basis van uitgebreid literatuuronderzoek dat een actieve betrokkenheid van werknemers en een duidelijke steun vanuit het manage-

---

[3] Neem voor meer informatie contact op met n.e.knibbe@locomotion.nu
[4] Back Injury Resource Nurses

ment belangrijke succesfactoren zijn. Met aandachtsvelders, en dus ook met ergo-coaches, wordt dat eerste doel nagestreefd.

Toch gaat de vergelijking tussen aandachtsvelders en ergocoaches niet helemaal op. Het werk van de ergocoach gaat namelijk verder dan het *in gang zetten* van vernieuwingen. Ook zijn de ergocoaches, als het goed is, slechts één element van een brede aanpak. Zo zal een ergocoach zonder materialen als hoog-laag-bedden, een goede aankleedtafel of een goede bureaustoel weinig kunnen doen. Ook is het bijvoorbeeld erg lastig werken zonder transferprotocol of heldere Praktijkrichtlijnen. Ergocoaches geven zelf aan dat het anders dweilen met de kraan open is (4,5).

Dat betekent aan de ene kant dat het effect van alleen het inzetten van een ergo-coach, dus zonder adequaat beleid en de daarbijbehorende maatregelen, heel beperkt zal zijn. Aan de andere kant maakt dit het onderzoek naar de precieze bijdrage van de ergocoach aan het preventiebeleid fysieke belasting en het verzuim erg lastig (1). Want hoe achterhaal je wat precies het effect is geweest van bijvoorbeeld de ergocoaches, wat van het inzetten van tilliften en wat van het gebruiken van het transferprotocol? Dat vereist ingewikkeld onderzoek, waarbij we ons moeten afvragen of het wel de moeite waard is om ze los van elkaar te onderzoeken. Want dit soort maatregelen hoort immers juist bij elkaar. Ze versterken elkaar.

Minder verzuim door rugklachten?

Omdat onderzoek naar de effectiviteit van ergocoaches om hiervoor genoemde redenen ontbrak, hebben we gekeken naar wat we kunnen afleiden uit onderzoeken die daar niet specifiek voor waren bedoeld. Het gaat hierbij om onderzoek bij een groep van 90 zorgorganisaties uit allerlei zorgbranches. In totaal zijn daarmee 5834 zorgverleners ondervraagd (7). Bijna de helft van deze zorgorganisaties geeft aan met ergocoaches te werken. Sommigen werkten al jaren met ergocoaches, anderen waren er nog maar net mee begonnen. Dat geldt ook voor de mate waarin de zorgorganisaties de randvoorwaarden hadden gerealiseerd.

Om na te gaan of het inzetten van ergocoaches zin heeft of niet hebben we in dit onderzoek vooral naar het verzuim gekeken. Uiteindelijk is het functioneren van ergo-coaches er immers op gericht het verzuim door rugklachten en andere klachten aan het bewegingsapparaat te doen dalen. We zien dan een klein, maar belangrijk verschil. Van de zorgverleners werkzaam bij zorgorganisaties waar ergocoaches aanwezig zijn, blijkt 8,3% in de voorbije twaalf maanden verzuimd te hebben in verband met rugklachten[5]. Bij de zorgverleners die het zonder ergocoaches moeten stellen lag dit percentage hoger (9,1%). Dat is een verschil van maar liefst 0,8% (zie figuur 1.1).

---

[5] Deze maat is dus nadrukkelijk wat anders dan het verzuimpercentage en kan daarmee dan ook niet een-op-een vergeleken worden.

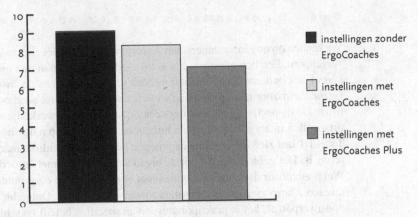

Figuur 1.1 Verzuim door rugklachten
Percentage zorgverleners dat aangeeft te verzuimen door rugklachten bij medewerkers uit
organisaties met ErgoCoaches, organisaties zonder ErgoCoaches en organisaties met
ErgoCoaches, Praktijkrichtlijnen, protocollen en toezicht op naleving daarvan
(ErgoCoaches Plus) (n=90 organisaties, n=5834 zorgverleners).

Praktijkrichtlijnen en invloed op verzuim

Zoals we hiervoor al schreven kun je het effect van het werken met ergocoaches eigenlijk niet op zichzelf bekijken. Je moet dat altijd in samenhang zien met andere
maatregelen, bijvoorbeeld het werken met protocollen, het inzetten van tilhulpmiddelen, het trainen van vaardigheden, het maken van bouwkundige aanpassingen
en het gebruiken van de Praktijkrichtlijnen. Deze richtlijnen geven precies aan
wanneer je bijvoorbeeld een tillift of een hoog-laag-bed moet gebruiken, een pauze
moet houden als je veel met computers werkt of een verrijdbaar, laag krukje moet
pakken als je veel met kleine kinderen werkt. Omdat de Praktijkrichtlijnen zo
belangrijk zijn, hebben we bij die 90 zorgorganisaties bestudeerd of de organisaties
die wel en die geen richtlijnen hanteren verschillen in het verzuim door rugklachten. Dat blijkt niet het geval te zijn.

Praktijkrichtlijnen én ErgoCoaches

Interessant is dat we wél een verschil zien als we kijken naar de zorgorganisaties
die werken met de Praktijkrichtlijnen én met ergocoaches (die toezien op de naleving van de Praktijkrichtlijnen). Het verzuim door rugklachten bij zorgorganisaties
die beschikken over beide is gemiddeld 7,1% (zie figuur 1.1). Dit is een belangrijke aanwijzing dat ergocoaches een rol spelen bij het echt gaan toepassen van de
Praktijkrichtlijnen in hun teams. Zekerheid kunnen we echter op basis van het huidige materiaal niet bieden. Het onderzoek is daarvoor te beperkt van opzet. Nader
onderzoek blijft dus hard nodig.

Beleid bij organisaties met en zonder ErgoCoaches

We kunnen op nog meer onderdelen de zorgorganisaties mét en zonder ergocoaches vergelijken. Een belangrijke factor is bijvoorbeeld het al dan niet protocollair werken of het onderhouden van hulpmiddelen. Onlangs wees de Inspectie voor de Gezondheidszorg nog op de risico's van het werken met niet goed onderhouden tilliften. De Inspectie noemde verder de noodzaak van daadwerkelijk werken met tilprotocollen in zorgdossiers en het bijhouden en toezien op naleving ervan.
Tabel 1.1 laat zien dat er bij beide groepen nog een aanzienlijke marge voor verbetering is. Dat geldt dus ook voor de organisaties die wel met ergocoaches werken. Wel is zichtbaar dat zorgorganisaties met ergocoaches op deze punten een iets betere score laten zien dan organisaties zonder ergocoaches. Dat geldt eveneens voor onderwerpen als het in praktijk brengen van specifiek beleid voor bijvoorbeeld fysiek zwaar werk voor zwangere werknemers, oudere werknemers of het omgaan met fysieke vormen van agressie van cliënten. Ook daar scoren de organisaties met ergocoaches over de hele linie net iets beter.

Tabel 1.1 Zorgorganisaties (n=90) mét en zonder ErgoCoaches vergeleken op enkele belangrijke beleidsonderdelen

n=90	Zorgorganisaties met ErgoCoaches	Zorgorganisaties zonder ErgoCoaches
Werkelijk gebruiken tilprotocollen in zorgdossiers	42%	29%
Toezien op naleving	46%	33%
Onderhoud van hulpmiddelen en werkmaterialen	84%	71%

1.6 Samenhang

Ondanks de beperkingen van dit onderzoek en de noodzaak van verder onderzoek zijn de beschikbare onderzoeksgegevens hoopvol over de rol van ergocoaches als belangrijke factor in een effectief preventiebeleid fysieke belasting. Ook lijken ze erop te wijzen dat vooral de *samenhang in het beleid* van belang is. Alleen het hebben van Praktijkrichtlijnen lijkt bijvoorbeeld weinig invloed te hebben. Juist de combinatie van ergocoaches met Praktijkrichtlijnen, protocollen en het toezien op naleving lijkt samen te hangen met een lager verzuim door rugklachten. Ergocoaches kunnen pas optimaal functioneren als aan de randvoorwaarden voor een goed preventiebeleid fysieke belasting tegemoet wordt gekomen.

Verwerkingsvragen

1 Wat is de toegevoegde waarde van het hebben van ergocoaches in je zorgorganisatie?
2 Heeft het installeren van ergocoaches zin, ook los van andere maatregelen zoals het inzetten van tilliften en het werken met transferprotocollen?
3 Kun je vijf randvoorwaarden noemen die je minimaal nodig vindt om goed te kunnen werken als ergocoach?
4 Wat is 'bronaanpak'?

Geraadpleegde literatuur

1 Hignett S, Crumpton E, Ruszala S. *Evidence-based Patient Handling*, Routledge, Londen, 2003.
2 Nelson A, Gorzka P. *Safe Patient Handling & Moving Conference*, VISN 8 Patient Center of Inquiry, Tampa, 2004.
3 Knibbe JJ, Friele RD. The use of logs to assess exposure to manual handling of patients, illustrated in an intervention study in home care nursing. *International Journal of Industrial Ergonomics*, 24,, 445-454, 1999.
4 Knibbe JJ, Knibbe NE. Tilspecialisten en specialisten in tillen. *Fysiotherapie en ouderenzorg*, Vakblad NVFG, 18-23, juni 1995.
5 Knibbe NE, Knibbe JJ. De Ergonoom doet een stapje zijwaarts, Probleem Gestuurd Oplossen van ergonomische problemen. *Nederlands Tijdschrift voor Ergonomie* 24, (4), 111-115, 1999.
6 Westgaard RH, Winkel J. Review article: Ergonomic intervention research for improved musculoskeletal health: a critical review, *International Journal of Industrial Ergonomics*, 20, 463-500, 1997.
7 Knibbe JJ, Knibbe NE, Geuze L. *ErgoCoaches in beeld*. LOCOmotion, Bennekom, 2004.

2

Beleid fysieke belasting of 'anti-tilbeleid'

Annemarie Klaassen

2.1 Inleiding

Als we het hebben over ergocoaches en hun rol in het voorkomen van fysieke belasting moeten we ook spreken over het beleid op dat terrein. Wat moet een organisatie doen om fysieke belasting daadwerkelijk te beperken? Waarom is een beleid om fysieke belasting te beperken nodig? Uit welke onderdelen dient dat beleid te bestaan? Wat is de taak van ergocoaches daarin? In dit hoofdstuk gaan we dieper op deze vragen in.

Als er al ergocoaches in een organisatie zijn, is het beleid vaak al (gedeeltelijk) ontwikkeld. Ergocoaches zijn als het ware de dragers van het beleid van de organisatie in hun team. Ze hebben dus een belangrijke rol in dat beleid. Het is daarom belangrijk om de verschillende onderdelen van het beleid door te nemen. Je kunt dan in je organisatie bekijken in hoeverre alle onderdelen in het beleid opgenomen zijn. Ook kun je met je collega's bezien wat er nog moet gebeuren om van het beleid een echt integraal beleid te maken. Daar kun je dan voorstellen voor schrijven.

2.2 Integraal beleid

Onder 'beleid fysieke belasting' verstaan we het geheel van maatregelen dat in een organisatie genomen wordt om de fysieke belasting van uitvoerenden terug te dringen. Dit doe je door de Praktijkrichtlijnen Fysieke Belasting[1] in je organisatie in te voeren. Het beleid fysieke belasting heeft alleen kans van slagen als er verschillende onderdelen in vertegenwoordigd zijn. Dit noemen we integraal beleid. Die onderdelen moeten op elkaar afgestemd zijn. Het beleid heeft bijvoorbeeld geen kans van slagen als er alleen tilliften en andere hulpmiddelen aangeschaft worden. Het zal ook mislukken als er alleen ergocoaches aangesteld worden of wanneer er alleen een scholing haptonomisch verplaatsen aangeboden wordt.

[1] In een aantal branches zijn zogenaamde Praktijkregels of Praktijkrichtlijnen in convenanten afgesloten. In de V&V-sector is dit vastgelegd in de CAO. Vanaf nu zullen we spreken over Praktijkrichtlijnen. We bedoelen dan al die inhoudelijke regels.

Het werken met een preventief beleid is niet vrijblijvend, maar noodzakelijk en gebaseerd op landelijke afspraken, de Praktijkrichtlijnen Fysieke Belasting, CAO-afspraken en verplichtingen vanuit de Inspectie voor de Volksgezondheid/Arbeidsinspectie[2]. De organisatie moet op de eerste plaats rijp zijn of rijp gemaakt worden voor de invoering. Vervolgens moet er draagvlak zijn voor de invoering van de Praktijkrichtlijnen en er moet daarover voorlichting en instructie gegeven worden. De uitvoerende medewerkers moeten op de hoogte zijn van de Praktijkrichtlijnen en er moeten afspraken zijn dat er volgens de regels gewerkt wordt. Tevens moeten voldoende hulpmiddelen in de organisatie aanwezig en beschikbaar zijn.

Voor de ontwikkeling en de invoering van beleid fysieke belasting zijn ook ergocoaches in de teams noodzakelijk. In elk team is dan een teamlid aanwezig met extra deskundigheid en een duidelijke functie om het beleid fysieke belasting vorm te geven. Daarnaast is commitment van het management van groot belang: de ergocoaches voelen zich dan gesteund. De ergocoach is namelijk, zoals verderop beschreven wordt, geen lijnfunctie, maar een ondersteuning van de leidinggevende. In figuur 2.1 zie je de manier waarop in een organisatie beleid totstandkomt.

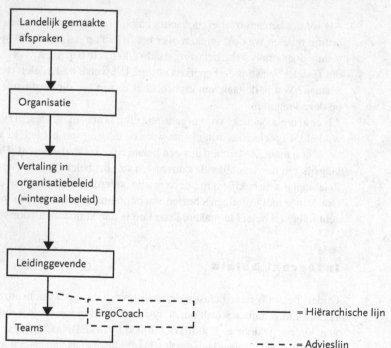

Figuur 2.1 Totstandkoming beleid fysieke belasting.

Het beleid fysieke belasting in een organisatie kun je beschrijven aan de hand van het zorgproces. Alle onderdelen komen dan aan de orde. Daarnaast is er een aantal randvoorwaarden noodzakelijk om de zorg aan cliënten te kunnen verlenen. We be-

---

[2] Je kunt via de BeleidsSpiegel (zie hoofdstuk 7) checken of jouw organisatie voldoet aan de richtlijnen.

schrijven de randvoorwaarden en vervolgens het proces en werken de verschillende onderdelen uit. Maar eerst moeten we natuurlijk bedenken waarom organisaties überhaupt een beleid fysieke belasting zouden willen. Daar begint het namelijk.

2.3 Waarom wil een organisatie een beleid om fysieke belasting te beperken?

Wanneer je met het management wilt gaan praten over (aanpassingen aan) het beleid fysieke belasting, moet je weten wat voor die organisatie belangrijk is. Jullie kennen je organisatie het best en kunnen goed inschatten wat het management belangrijk vindt. Integraal beleid kost geld: er moeten hulpmiddelen aangeschaft worden en jullie uren moeten betaald worden. Scholingen van grote groepen medewerkers zijn ook erg duur: die medewerkers moeten namelijk vervangen worden tijdens hun scholing. Organisaties moeten hiervoor ruimte maken in de begroting. Echter: beleid fysieke belasting levert ook geld op, door bijvoorbeeld minder ziekteverzuim. In deze paragraaf geven we wat redenen weer waarom het in het algemeen voor een organisatie belangrijk is een goed beleid fysieke belasting te hebben.

Kwaliteit van zorg

In zorgorganisaties staat een goede cliëntenzorg voorop. Kwaliteit van zorg is tegenwoordig een van de belangrijkste onderwerpen in organisaties. Welke organisatie heeft het niet over vraaggerichte of belevingsgerichte zorg? Vaak wordt gedacht dat werken volgens de Praktijkrichtlijnen in strijd is met vraaggerichte zorg. Ook zouden de Praktijkrichtlijnen alleen voordeel hebben voor de uitvoerenden in de organisatie en de kwaliteit van zorg niet ten goede komen. De cliënt wordt immers 'gedwongen' om op een bepaalde manier zorg te ontvangen (bijvoorbeeld met een tillift) of om zijn huis op een bepaalde manier in te richten (bijvoorbeeld door het weghalen van een vloerkleed of tafeltje). Toch hoeft dit niet zo te zijn.

Door open met de cliënt te communiceren en samen met hem afspraken te maken, kunnen de Praktijkrichtlijnen en vraaggerichte zorg prima gecombineerd worden. Ieders belang wordt dan gediend. Wederzijds respect tussen hulpverlener en cliënt is hierbij cruciaal.

Een goed beleid fysieke belasting slaat een brug tussen de kwaliteit van arbeid en de kwaliteit van zorg. De cliënt is ermee gebaat, omdat die omstandigheden in overleg, nauw op zijn situatie en zorgvraag (belevingsgerichte zorg) worden afgestemd. Daarmee wordt ook de continuïteit van zorg, de veiligheid en het handelen op steeds dezelfde vertrouwde manier bevorderd. Bovendien is de cliënt erbij gebaat dat er niet, zoals vaak bij te zwaar tillen gebeurt, aan hem gesjord en getrokken wordt. Denk alleen maar eens aan het gevaar van decubitus. Ook kan, in geval van thuiszorg, de cliënt thuis blijven wonen.

Door de cliënt en zijn mantelzorgers mee te laten denken en samen afspraken te maken op dit gebied kunnen we de uiteindelijke kwaliteit van de zorg vergroten. Bovendien wordt op deze manier de samenwerking met de cliënt nadrukkelijk gezocht, waardoor de cliënt sneller mee zal werken aan het totstandkomen van de goede arbeidsomstandigheden. De oplossingen zijn voor zowel de zorgverlener als de cliënt acceptabel, omdat het hun eigen oplossingen zijn. Cliënten kunnen zo meedenken over een door te voeren verandering en ook begrijpen waarom het nodig is soms aanpassingen door te voeren of hulpmiddelen in te zetten. Voor iedereen is dan duidelijk wat er wel en niet verwacht kan worden.

De Inspectie voor de Gezondheidszorg[3] (IGZ) gaat steeds nadrukkelijker letten op het veilig inzetten van hulpmiddelen. Dat geldt met name voor tilliften, die aanleiding zouden zijn geweest voor dodelijke ongelukken. De Inspectie heeft aangegeven op een aantal punten te gaan inspecteren. Dan gaat het bijvoorbeeld om het werken met duidelijke criteria voor de inzet van hulpmiddelen, het schriftelijk vastleggen van afspraken, het ook goed bijhouden van die afspraken en het alleen werken met hulpmiddelen als er ook een goede training en instructie zijn geweest en het hulpmiddel goed is onderhouden.

Kwaliteit van arbeid

Vanuit het oogpunt van goed werkgeverschap wil elke werkgever goed zorgen voor zijn medewerkers. Ze willen zorgen voor goede arbeidsomstandigheden. Een goede cliëntenzorg kan alleen verleend worden als er voldoende gezonde zorgverleners in die organisaties werken. Voor een organisatie is het belangrijk dat medewerkers niet ziek worden of erger: afgekeurd worden. Dit betekent verlies van veel kennis en ervaring. Ook kost het de organisatie geld. Geld dat beter besteed kan worden aan zorgverlening.

Ook is er een aantal wetten en regels die werkgevers dwingen om te zorgen voor goede arbeidsomstandigheden.

* *De Arbo-wet:* In deze wet wordt beschreven dat werkgevers en werknemers gezamenlijk verantwoordelijk zijn voor de arbeidsomstandigheden. De werkgever dient te zorgen voor de randvoorwaarden: hij moet het de medewerkers mogelijk maken om veilig te werken. De medewerkers moeten vervolgens dan wel gebruikmaken van de mogelijkheden die geboden worden om veilig te werken. Ook moeten zij signaleren wanneer er ergens niet veilig gewerkt kan worden en dat signaal doorgeven aan de werkgever. Hij kan daar dan weer wat aan doen.
* *De Praktijkrichtlijnen:* In de Praktijkrichtlijnen, die voor alle branches zijn vastgesteld, is bepaald dat de lichamelijke belasting voor medewerkers in de zorg binnen afgesproken termijn aanzienlijk teruggebracht moet worden. De Praktijkrichtlijnen beschrijven wanneer zorgverleners te zwaar belast worden tijdens het werken in de zorg. De Praktijkrichtlijnen geven aan wanneer de fysieke belasting te hoog is en dus risicovol geworden is. Dan is het belangrijk maatregelen te nemen om lichamelijke overbelasting te voorkomen. Dat kan betekenen dat het werk anders georganiseerd moet worden. Dit kan door het aanpassen van de werkomgeving of door het inzetten van bepaalde hulpmiddelen. Soms moeten aanpassingen aangebracht worden of zijn werkmaterialen

[3] Zie ook www.igz.nl.

nodig. Ook kan het zijn dat een bepaalde tiltechniek, werkhouding of vaardigheid in het gebruik van hulpmiddelen nodig is.

- *CAO's:* In een aantal CAO's staan artikelen opgenomen om de fysieke belasting bij het werken in de zorg te beperken. Bovendien wordt door de vakbond 'gezond werken' als een van de speerpunten in de CAO-onderhandelingen meegenomen. In de CAO's voor 2005 heeft FNV Bondgenoten de zogenaamde 'schijf van vijf' voor een gezonde CAO opgenomen: pensioenen, kinderopvang, werkzekerheid, inkomen én gezond werken.[4]

- *De arbeidsinspectie:* Door de arbeidsinspectie zal in toenemende mate gecontroleerd gaan worden op het nakomen van de Arbo-wet en de Praktijkrichtlijnen. Alle branches zullen regelmatig bezocht worden.

Efficiënte zorgverlening

In een tijd waarin de roep om efficiency groot is, is het van belang om ook daar aandacht aan te besteden. In alle branches moet de zorg efficiënt en effectief verleend worden. Onder efficiënt en effectief verstaan we dat de zorg adequaat, maar met zo weinig mogelijk middelen verleend wordt. Beleid fysieke belasting kan daaraan bijdragen. Immers: zware cliënten worden vaak door twee zorgverleners uit bed gehaald. Het is dan veel goedkoper om een tillift in te zetten, waardoor die zorg door één zorgverlener gegeven kan worden. Door met goede verplaatsingstechnieken te werken wordt een cliënt aangesproken op wat hij nog zelf kan. Hij kan dan optimaal meewerken, waardoor soms minder zorg nodig is.

Vaak hoor je dat werken met hulpmiddelen veel tijd kost en daarom duurder is dan het 'snel even tillen van een cliënt'. In eerste instantie is dat vaak ook zo: zorgverleners en cliënten moeten leren om te gaan met de hulpmiddelen en dat kost altijd even tijd. Als de zorgverlener eenmaal gewend is aan het hulpmiddel verdwijnen die tijdkosten en zal de zorgverlening soms zelfs sneller gaan. Voor de cliënt geldt dit nog meer: als hij steeds op dezelfde manier geholpen wordt en eenmaal weet wat er van hem verwacht wordt, zal de zorgverlening minder tijd gaan kosten. Tel bij bovenstaande redenen ook nog eens de 'winst' op dat er minder medewerkers ziek worden, dan heeft iedere organisatie een groot financieel belang bij het voeren van beleid op beperking fysieke belasting.

2.4   Randvoorwaarden

Om beleid fysieke belasting te laten slagen moet een organisatie voldoen aan een aantal randvoorwaarden. In deze paragraaf worden die randvoorwaarden behandeld. Van groot belang is de inzet van ergocoaches. Zij zijn de belichaming van het beleid fysieke belasting in de teams dichtbij de uitvoerende medewerkers en zijn onmisbaar voor het slagen van dat beleid. Achtereenvolgens komen scholing van medewerkers, ergocoaches, leveringsvoorwaarden en voldoende hulpmiddelen aan de orde. Er is een product ontwikkeld waarmee je kan bezien of het beleid van je

[4] Bron: Algemeen Dagblad, 18 januari 2005.

organisatie voldoet aan de eisen die de Praktijkrichtlijnen stellen, namelijk de BeleidsSpiegel. Deze wordt in hoofdstuk 7 nader uitgediept.

Scholing

Scholing is noodzakelijk om je collega's te laten werken volgens de Praktijkrichtlijnen. Preventie begint namelijk met kennis. Kennis van de Praktijkrichtlijnen en de redenen waarom het belangrijk is om volgens die regels te werken. Maar ook kennis van ergonomie, verplaatsingstechnieken en inzetten van de juiste hulpmiddelen. Met scholing moet bereikt worden dat collega's gemotiveerd zijn om gezond te werken en goede afspraken met de cliënten maken over bijvoorbeeld tilliften. Ook moet bereikt worden dat de collega's zich houden aan de afspraken en de cliënt allemaal op dezelfde manier verzorgen.

Als een organisatie net begint met het invoeren van de Praktijkrichtlijnen zullen alle medewerkers geschoold moeten worden. Hiervoor moet je een zogenaamd scholingsprogramma ontwikkelen waarin de genoemde onderdelen opgenomen zijn. In bijlage 1 treffen jullie een voorbeeld van zo'n opleidingsprogramma aan. Dit kun je aanpassen voor je eigen organisatie.

Het is van belang dat je je met je organisatie verdiept in het hoe van de scholing. Dit kan op de traditionele manier, waarin iedere medewerker een aantal standaard groepsgewijze scholingen aangeboden krijgt (zie voorbeeld in de bijlage). De laatste tijd zijn er ook goede ervaringen met het zogenaamde Probleem Gestuurd Oplossen (PGO). In paragraaf 7.4 wordt hier nader op ingegaan. Hier formuleren de medewerkers onder begeleiding van een deskundige, bijvoorbeeld een ergocoach, hun problemen en zoeken zelf naar oplossingen, waardoor het draagvlak voor de oplossing groot is.

Het is verstandig hierbij de Afdeling Opleidingen in je organisatie te betrekken. Zij hebben namelijk verstand van dit soort trajecten. Zij weten wellicht ook wie ze de scholingen kunnen laten geven en kunnen de onderhandelingen met de scholingsinstituten voeren. De eerste scholingstrajecten zijn vaak intensieve, langdurige en kostbare trajecten voor organisaties. Ze moeten dan ook goed voorbereid en gepland worden. Het 'gewone werk' moet namelijk ook doorgaan. Dit houdt in dat er goed overleg moet zijn met het management van de organisatie en dat er ruimte in de begrotingen gemaakt moet worden.

Een onderdeel van het scholingsprogramma moet zijn hoe de scholing van nieuwe medewerkers geregeld is. Je kunt namelijk wel al je medewerkers scholen als je de Praktijkrichtlijnen invoert, maar je moet ervoor zorgen dat daarna alle nieuwe medewerkers diezelfde informatie en scholing krijgen. Of iemand de verplichte scholing gevolgd heeft, moet vastgelegd worden in het personeelsdossier. De Inspectie voor de Volksgezondheid kan hiernaar vragen als ze komen controleren. Ook een vorm van certificering is aan te raden. Sommige organisaties hebben het werken met tilliften al bestempeld als een risicovolle handeling en hebben het betrokken in hun scholingen van voorbehouden en risicovolle handelingen. Hiermee garandeer je dat de training goed geborgd is.

Na zo'n scholingstraject waarin alle medewerkers geschoold zijn, moet je er natuurlijk voor zorgen dat de kennis op peil blijft. Om kennis op peil te houden moet er regelmatig aandacht zijn voor de Praktijkrichtlijnen. Ergocoaches spelen hierin een belangrijke rol. Hoe houd je aandacht levend? Dit kan op verschillende manieren.

- Regelmatig aandacht aan fysieke belasting besteden in het teamoverleg. Dit kan door over nieuwe ontwikkelingen of hulpmiddelen te vertellen of een nieuw hulpmiddel uit te proberen of te demonstreren. Zorg dat je maandelijks even aandacht aan de Praktijkrichtlijnen kunt geven.
- Geven van zogenaamde 'refreshes': herhalingsscholingen, waarin een onderdeel van de scholing, bijvoorbeeld een aantal verplaatsingstechnieken, herhaald worden. Deze refreshes kunnen door docenten gegeven worden, maar ook door ervaren ergocoaches. De ervaring leert dat dit soort refreshes minimaal een keer per twee jaar gegeven moeten worden. Volgens de achtergrondinformatie van de BeleidsSpiegel moeten medewerkers bij voorkeur minimaal één keer per jaar een dagdeel scholing verplaatsingstechnieken krijgen, gecombineerd met een training in het gebruik van hulpmiddelen. In totaal dus twee dagdelen per jaar.
- In cliëntbesprekingen altijd aandacht geven aan de arbeidsomstandigheden bij de cliënt. Is er voldoende ruimte om de zorg te geven? Is er een hulpmiddel nodig? Kan iedereen met het hulpmiddel werken? Kan iedereen de zorg verantwoord en veilig geven?

ErgoCoaches

Bewustwording is van groot belang. Om het beleid te laten slagen, moeten uitvoerenden overtuigd zijn van het belang van beperking van fysieke belasting. Dit betreft zowel hun eigen belang, bijvoorbeeld behoud van hun rug, als het belang van de cliënt, zoals het steeds op dezelfde manier verplaatst worden. De rol van management in het algemeen en direct leidinggevenden in het bijzonder is hierbij erg belangrijk. Zij moeten hun medewerker aanspreken op afspraken over veilig werken. Voor leidinggevenden is het echter erg moeilijk om aan alle onderwerpen die van belang zijn aandacht te besteden.

- Zij zijn beperkt in hun tijd.
- Zij hebben niet altijd de inhoudelijke deskundigheid.
- Zij komen niet altijd bij cliënten thuis of op de afdeling.

Toch moet fysieke belasting en de beperking daarvan continu aandacht hebben binnen de teams: anders zakt het beleid weg en zijn alle investeringen voor niets geweest. De leidinggevenden blijven er uiteindelijk wel verantwoordelijk voor dat er veilig en gezond gewerkt kan worden.

Voor die continue aandacht zijn ergocoaches noodzakelijk: uitvoerenden op de afdeling of in het team. Zij krijgen een extra opleiding op het gebied van verplaatsen van cliënten, houdingsaspecten, onderhandelings- en consultvaardigheden. Zij kunnen hun collega's ondersteunen in het zoeken naar oplossingen in moeilijke cliëntsituaties, kunnen potentieel gevaarlijke situaties signaleren en kunnen een ondersteunende en stimulerende rol spelen in bijvoorbeeld cliëntbesprekingen. Let wel: ergocoaches kunnen nooit eindverantwoordelijk zijn voor het beleid fysieke belasting van een afdeling of een team. De leidinggevende blijft die verantwoordelijkheid houden. De ergocoach is adviseur. Zij adviseert zowel de leidinggevende als het team.

Voorbeeld

Marieke is ergocoach in een gezinsvervangend tehuis. De verstandelijk gehandicapte bewoners van dit huis worden steeds ouder en hebben steeds meer hulp nodig. Marieke merkt dat haar collega's dit lastig vinden. Ze heeft al een aantal keren met collega's naar de manier van verplaatsen van een bewoner gekeken en heeft gesignaleerd dat de bewoner te weinig zelf kan om nog met een manuele verplaatsingstechniek verplaatst te worden. Er is volgens haar een actieve tillift nodig. Gelukkig zijn deze actieve tilliften net aangeschaft. Ze heeft hierover in haar team gesproken, maar de collega's vinden het nog niet nodig en weigeren met de actieve lift te werken. Na een aantal gesprekken heeft ze het idee dat ze er alles aan gedaan heeft wat in haar mogelijkheden ligt. Ze besluit dat haar advies niet opgevolgd zal worden. Omdat de Praktijkrichtlijnen wel opgevolgd moeten worden, besluit ze de kwestie met de leidinggevende te bespreken. Zij geeft dit aan naar haar collega's en legt uit waarom ze de leidinggevende erbij betrekt. De leidinggevende bespreekt dit met het team en besluit dat in dit geval een actieve tillift noodzakelijk is.

Taken van ergocoaches zijn onder andere:

* het geven van consult aan collega's met betrekking tot fysieke belasting;
* het geven van consult in moeilijke cliëntsituaties;
* het meegaan naar een cliënt op de afdeling of op huisbezoek met een collega, zowel in moeilijke situaties als om te bezien hoe een collega omgaat met fysieke belasting;
* het samen met de collega onderhandelen met cliënten in moeilijke situaties;
* het geven van adviezen over hulpmiddelen en aangeven hoe die hulpmiddelen gebruikt en aangevraagd moeten worden;
* het geven van scholingen;
* het inwerken van nieuwe collega's.

In de volgende hoofdstukken worden deze taken verder uitgewerkt. In bijlage 2 tref je een voorbeeld functieomschrijving van een ergocoach aan.

Om de genoemde taken uit te kunnen voeren is het belangrijk dat de ergocoaches dicht op de uitvoering zitten: de drempel om hen te consulteren is dan laag. Ze hebben ook een signaleringsfunctie op het gebied van de fysieke belasting en moeten ook ongevraagd advies aan collega's kunnen geven. De ergocoach is dan ook bij voorkeur een teamlid: zij komt ook bij cliënten van collega's en is aanwezig bij cliëntbesprekingen. Bovendien is de drempel laag als de 'deskundige' een directe collega is.

De ergocoach is ook de ogen en oren van de leidinggevende op arbogebied: zij geeft signalen door als zij de indruk heeft dat er zaken niet goed gaan. Voor al deze taken moet een ergocoach natuurlijk kennis en vaardigheden bezitten. De achtergrondinformatie van de BeleidsSpiegel zegt dan ook dat de ergocoaches geschoold moeten worden en daarna de tijd moeten krijgen om naar beurzen en dergelijke te gaan om hun deskundigheid op peil te houden.

In sommige organisaties zijn de ergocoaches geen teamlid, maar werken ze overstijgend op organisatieniveau. De afstand naar die ergocoaches is vaak wat groter, waardoor ze minder gemakkelijk om hulp gevraagd worden. Hier moet dan aandacht voor zijn. Het voordeel van dit model is wel dat de ergocoaches meer tijd kunnen besteden aan hun taken en daardoor deskundiger worden.

Ook komt het voor dat er een beperkt aantal ergocoaches is en dat niet iedere afdeling of team een 'eigen' ergocoach heeft. Soms is dit zelfs iemand van een andere discipline, bijvoorbeeld een fysio- of een ergotherapeut. De ervaring is dan dat in het team waar zij deel van uitmaakt de zaken goed geregeld zijn. In de andere teams, waar zij minder aanwezig is en geen teambesprekingen of cliëntenbesprekingen meemaakt, leeft het beleid veel minder en wordt ook minder consult gevraagd. Dit vraagt een andere houding van de ergocoach: zij staat verder weg en moet zich meer actief aanbieden. Voor een overzicht met voordelen van de verschillende organisatiewijzen van ergocoaches, zie tabel 2.1. De voordelen van de ene organisatiewijze zijn vaak de nadelen van de andere!

Tabel 2.1 Voordelen verschillende organisatiewijzen

ErgoCoach is collega én teamlid	ErgoCoach is collega, maar geen teamlid	ErgoCoach is van een andere discipline
• Dicht op de uitvoering. • Drempel is laag. • Kent de cliënten. • Kan gemakkelijk ongevraagd advies geven. • Aanwezig bij cliëntbesprekingen. • Ogen en oren van de leidinggevende.	• Houdt zich alleen bezig met fysieke belasting. • Bouwt grotere deskundigheid op. • Duidelijke positie in de organisatie. • Prioriteiten liggen alléén bij fysieke belasting.	• Grote deskundigheid op het gebied van fysieke belasting en hulpmiddelen. • Heeft een andere achtergrond dan de zorgverleners; kiest voor andere insteek. Kan verrassend zijn. • Staat relatief ver van de praktijk en kan zich daarom als autoriteit opstellen.

Hoe je ergocoaches ook organiseert, het is altijd van groot belang dat zij gesteund worden door hun leidinggevende en voldoende tijd krijgen om hun taken uit te voeren. Deze uren moeten begroot worden: dat kost namelijk geld. Als er geen expliciete ruimte voor is, hebben ergocoaches, maar ook hun collega's, continu het idee dat het werk van de ergocoaches ten koste gaat van de cliëntenzorg. Het is dan moeilijk om tijd vrij te maken, zeker in drukke periodes. Het aantal uren dat een ergocoach nodig heeft om haar taken goed uit te voeren hangt natuurlijk af van de taken en de grootte van het team/de teams die zij moet ondersteunen. Als een ergocoach één team heeft waar zij voor moet 'zorgen', heeft zij gemiddeld twee à drie uur per week nodig. In die tijd kan zij consulten geven, maar ook haar eigen deskundigheid bijhouden, hulpmiddelen uitproberen enzovoort.

Leveringsvoorwaarden/zorgweigeringsprocedure

Een belangrijke voorwaarde voor het invoeren van de Praktijkrichtlijnen vormen de leveringsvoorwaarden van de organisatie: welke voorwaarden stelt de organisatie aan de omstandigheden waaronder haar werknemers moeten werken? Op basis van deze voorwaarden (die onder andere afgestemd zijn op de Praktijkrichtlijnen) worden de afspraken met de cliënt gemaakt. Als een situatie niet voldoet aan die leveringsvoorwaarden moet er wat veranderen.

De leveringsvoorwaarden moeten meer zijn dan een folder die aan cliënten wordt uitgereikt als de zorg gestart wordt. De organisatie – en met name het management – moet ze ook navolgen. Als er bij een cliënt niet volgens de Praktijkrichtlijnen gewerkt kan worden om welke reden dan ook, moet er iets aan de situatie veranderen. De leveringsvoorwaarden moeten goed bekend zijn bij de cliënt, maar ook bij de uitvoerenden. Ze moeten vanaf het eerste zorgcontact continu punt van aandacht en vooral van gesprek zijn tussen uitvoerende en cliënt. Zeker als de cliënt achteruitgaat, gaan de leveringsvoorwaarden weer een belangrijke rol spelen.

Als de cliënt niet aan verbetering van de werkomstandigheden wil meewerken, kan de organisatie geen zorg verlenen en treedt de zogenaamde zorgweigeringsprocedure in werking. Natuurlijk is er dan al van alles geprobeerd om de zorgverlening aan te passen of hulpmiddelen in te zetten. Vaak zul je er als ergocoach dan al bij betrokken zijn. Een eventuele zorgweigeringsprocedure dient goed gedocumenteerd te zijn, inclusief de motivatie waarom de zorgverlening niet meer verantwoord is. Houd dus goed je dossier en het til- of transferprotocol bij. Als je als ergocoach betrokken bent bij een dergelijke situatie, is het van groot belang dat ook jouw verslaglegging goed is. Houd dus goed bij wat je gedaan hebt, wat jouw observaties zijn en welke adviezen je gegeven hebt en hoe de cliënt en zijn omgeving gereageerd hebben op die adviezen. Zorg dat deze stukken in het dossier van de cliënt zitten. Bij een conflict met de cliënt gaan deze namelijk een belangrijke rol spelen. De stukken laten namelijk zien dat jullie als zorgverleners en de organisatie zorgvuldig gehandeld hebben. Dat alle belangen afgewogen zijn en dat er met de cliënt gezocht is naar een bevredigende oplossing. In bijvoorbeeld een klachtenprocedure wordt hier altijd naar gekeken.

Voorbeeld

John is ergocoach in een thuiszorgteam. Hij wordt door Linda meegevraagd naar een cliënt, omdat zij de zorg daar erg zwaar vindt. Ze heeft al eens met de cliënt gesproken over een passieve tillift, maar de cliënt ziet hier erg tegenop. Zijn vrouw vindt een tillift ook maar een sta-in-de-weg. Bovendien betekent een tillift dat er wat meubels verschoven moeten worden, en ze vindt dat haar huis al genoeg aangepast is doordat er een hoog-laag-bed in de kamer staat. John bespreekt met de cliënt en zijn vrouw in aanwezigheid van Linda de situatie. Hij legt uit waarom het van belang is dat er volgens de Praktijkrichtlijnen gewerkt wordt. Ook bespreekt hij de leveringsvoorwaarden van de organisatie. Daar staat namelijk in dat medewerkers volgens de Praktijkrichtlijnen moeten werken. Hij laat zien dat het ook voor de cliënt veel voordelen heeft. Meneer heeft namelijk veel pijn en het verplaatsen met een tillift zal waarschijnlijk comfortabeler zijn. Hij laat wat voorlichtingsmateriaal achter en spreekt af dat hij de volgende week weer komt. De cliënt en zijn vrouw kunnen er dan eens rustig over nadenken. John heeft ze ook gevraagd of ze zelf na willen denken over mogelijke andere oplossingen. Hij noteert uitgebreid in het dossier dat hij met de familie de situatie doorgenomen heeft en welke afspraken er gemaakt zijn. In de tussenliggende tijd neemt Linda collega Helga mee om meneer samen te verzorgen en te verplaatsen.

Na een week komt John terug. Helaas zijn meneer en zijn vrouw niet van gedachten veranderd. Ze weten zelf ook geen andere oplossing. John legt uit dat dit betekent dat hij zijn leidinggevende in moet schakelen, omdat er niet volgens de Praktijkrichtlijnen gewerkt kan worden en meneer geen tillift wil. John vertelt welke procedure er gevolgd zal worden. De leidinggevende zal langskomen om met de heer nogmaals de situatie door te spreken. Komt men er dan nog niet uit, dan kan het zijn dat de leidinggevende besluit dat de cliënt niet meer door de thuiszorg verzorgd kan worden of dat een deel van de zorg niet uitgevoerd kan worden. (Meneer kan dan niet door de thuiszorg verplaatst worden. De rest van de zorg wordt dan wel gewoon uitgevoerd.) Er wordt dan (deel)zorg geweigerd. Ook dit bezoek rapporteert John in het dossier.

De volgende dag komt de leidinggevende langs. Zij bespreekt de situatie met de cliënt en zijn vrouw en geeft aan dat de voorwaarde voor verdere zorgverlening is dat er met een tillift gewerkt gaat worden. Meneer blijft echter bij zijn standpunt dat er geen tillift in huis komt. Er is ook niemand anders die de verplaatsingen kan uitvoeren. Zorgverlening door de thuiszorg is dan niet mogelijk. De leidinggevende vertelt meneer dat dit inhoudt dat zij daadwerkelijk zorg (ondersteuning bij de verplaatsingen) gaat weigeren. Zij geeft aan dat zij dit de volgende dag in een brief zal bevestigen. In de brief komt te staan dat zodra er een tillift ingezet mag worden, de zorg bij het ondersteunen van de verplaatsingen weer hervat wordt. Om meneer en zijn vrouw even de tijd te gunnen, spreekt zij af dat Linda en Helga nog een week met z'n tweeën komen. Daarna stopt de thuiszorg dit deel van de zorg. Ook dit komt weer uitgebreid in het dossier te staan.

Waarom zijn deze leveringsvoorwaarden zo belangrijk? Ze zijn voor zowel de cliënt als de medewerkers van groot belang. Voor de cliënt omdat ze duidelijkheid scheppen: hij weet waar hij aan toe is en waar hij rekening mee moet houden als hij in zorg komt of als hij achteruitgaat. Voor de medewerkers omdat zij zich gesteund voelen door hun management in hun soms moeilijke onderhandeling met de cliënt.

Voldoende hulpmiddelen

Een heel praktische voorwaarde voor het beleid vormen de hulpmiddelen. We kunnen wel roepen dat er veilig gewerkt moet worden, maar als er vervolgens een wachtlijst is voor een hoog-laag-bed of een tillift en de medewerker alsnog drie weken met de hand moet tillen, neemt haar motivatie snel af. Naast scholing en de onontbeerlijke steun van de organisatie moet er dus vóór het starten met het beleid ook goed gekeken worden naar de voorraad hulpmiddelen van de organisatie en de mogelijkheid van snelle levering.

- Zijn er voldoende hulpmiddelen? Wachtlijsten kan echt niet!
- Zijn de hulpmiddelen daar waar ze gebruikt moeten worden? Vaak zie je namelijk dat er wel hulpmiddelen zijn, maar ze van een andere verdieping gehaald moeten worden of op een moeilijk bereikbare plaats staan. Dit motiveert niet om ze te gaan gebruiken. Er wordt dan gemakkelijk gezegd: ik doe het wel snel even anders.
- Zijn de hulpmiddelen aanwezig die voor de cliëntenpopulatie nodig zijn? Tilliften liggen erg voor de hand, maar als er alleen passieve liften zijn, terwijl er veel cliënten zijn die nog kunnen staan, zijn actieve liften ook nodig. Idem voor glijrollen: als er veel bedcliënten zijn is dat een veel belangrijker hulpmiddel dan een actieve lift.

Voorbeeld

Wim is ergocoach in een organisatie voor verstandelijk gehandicapten. Ze hebben een aantal bewoners die veel verzorging nodig hebben. De praktijkrichtlijn is dat een bewoner die onvoldoende rompbalans heeft en geen steun kan nemen op de benen (en meer dan 23 kg weegt) met een passieve tillift geholpen wordt. Wim signaleert dat dit niet gebeurt. Hij praat hierover met een aantal zorgverleners en hoort hen erg klagen over het feit dat ze altijd naar een andere groep moeten om de tillift te halen. Dit kost erg veel tijd. Bovendien klagen de collega's op de andere groep als ze de lift komen halen: zij hebben hem immers ook nodig.

Wim spreekt met zijn collega's af dat hij hierover zal gaan praten met de leidinggevende van hun groep. Ook zal hij het probleem voorleggen aan de groep ergocoaches van de hele organisatie. Het blijkt dat er op meer groepen deze klachten zijn. De ergocoaches besluiten met hun leidinggevenden een voorstel te schrijven om meer tilliften aan te schaffen. Hierin nemen ze op waarom die liften nodig zijn en wat de gevolgen zijn als de liften er niet komen. Ook geven ze aan welke tilliften nodig zijn, inclusief de benodigde tilbanden.

2.5   Het zorgproces

Hoe gaat het nou echt als een cliënt in zorg komt? Wat merkt de cliënt als er een beleid fysieke belasting is en wanneer merkt hij dat? Wat moet er dan allemaal gebeuren naast wat we al besproken hebben? We bespreken dat aan de hand van het zorgproces. Die bestaat voor ons hier uit drie fases, namelijk:

1   De cliënt komt in zorg of wordt opgenomen in de organisatie.
2   De cliënt wordt verzorgd.
3   De zorg wordt geëvalueerd.

De cliënt komt in zorg of wordt opgenomen in de organisatie

Voor er verantwoord zorg gegeven kan worden, moet in beeld gebracht worden welke zorg een cliënt nodig heeft. Daarna kan bepaald worden wat nodig is om die zorg veilig uit te voeren. Gedacht moet dan worden aan de benodigde tijdsinvestering, de inrichting van de werkplek, de inzet van hulpmiddelen, de medewerking van de cliënt, enzovoort. In de thuiszorg en verzorgingshuizen – plaatsen waar de cliënt zijn eigen woning heeft ingericht – is een arbocheck noodzakelijk. Een belangrijk kenmerk van een arbocheck is dat het vóórdat de zorg start, beoordeelt of de werkomstandigheden waaronder de zorg verleend moet worden verantwoord zijn. Hierbij zijn twee aspecten van groot belang: aan de ene kant de bescherming van medewerkers en aan de andere kant de communicatie met de cliënt over de wijze waarop aan hem de best mogelijke zorg wordt verleend. De afspraken met de cliënt moeten goed vastgelegd worden en er dient gecontroleerd te worden of ze nagekomen worden.

Beide aspecten moeten in balans zijn: als de cliënt niet betrokken wordt, zal hij niet of minder meewerken. Bovendien hebben we al geconstateerd dat de kwaliteit van zorg toeneemt als de zorg op een veilige manier gegeven wordt: er wordt minder aan de cliënt getrokken en hij heeft vaak minder pijn.

Nadat geïnventariseerd is welke zorg de cliënt nodig heeft, worden met de cliënt afspraken gemaakt hoe hij verzorgd wordt. Er wordt afgesproken welke verplaatsingstechnieken toegepast worden, welke hulpmiddelen gebruikt worden en waar de cliënt verzorgd wordt. In de hoofdstukken die over de praktijk gaan staan hiervan verschillende voorbeelden benoemd. Belangrijk is dat bij de keuzes die gemaakt worden de normen van de organisatie toegepast worden. Vervolgens worden de afspraken vastgelegd, zodat iedereen weet hoe de cliënt verzorgd wordt. Deze afspraken moeten voor iedereen toegankelijk zijn: je collega's moeten er 'gemakkelijk' bij kunnen.

Volgens de Praktijkrichtlijnen moet er met verplaatsingsprotocollen gewerkt worden. In veel organisaties is dit al zo. In verplaatsingsprotocollen staat precies hoe een cliënt verplaatst wordt en welke hulpmiddelen gebruikt worden. Op het verplaatsingsprotocol wordt in hoofdstuk 5 nog teruggekomen. In je team moet de afspraak gemaakt worden dat iedereen zich houdt aan de afspraken die gemaakt zijn. Hierdoor weet de cliënt en zijn omgeving precies wat er van hem verwacht wordt en kan hij optimaal meewerken. Als iedereen hem op een andere manier zou helpen, raakt hij in verwarring en weet hij niet hoe hij kan helpen en zal dus niets doen. Hierdoor neemt de fysieke belasting toe. Ook kan het gebeuren dat de cliënt probeert onder afspraken uit te komen, omdat het onduidelijk is hoe de afspraken zijn als iedereen zijn eigen manier gebruikt.

De cliënt wordt verzorgd

Het is natuurlijk de bedoeling dat iedereen de cliënt verzorgt zoals afgesproken. Toch weten we allemaal dat dit niet altijd gebeurt.
* Een collega is het niet eens met de afspraken.
* De cliënt voelt zich toch niet voldoende betrokken bij de gemaakte afspraken en vraagt of het anders kan.
* De cliënt is achteruit- of vooruitgegaan en de gekozen werkmethoden voldoen niet meer.

Als collega's het niet eens zijn met de afspraken lijkt het logisch dat zij hiermee naar degene gaan die de afspraken gemaakt heeft: de ergocoach of de eerstverantwoordelijke zorgverlener. Dit gebeurt echter niet altijd. Probeer er met die collega achter te komen waarom ze van de afspraken afwijkt: beheerst ze de techniek niet goed of heeft ze bijvoorbeeld een hekel aan tilliften? Veel ergocoaches geven aan dat collega's die zich niet houden aan afspraken één van hun grootste problemen is. Dit is eigenlijk wel bijzonder: waarom voelen zorgverleners zich niet gehouden aan afspraken over verplaatsen van cliënten en wel bijvoorbeeld aan afspraken over wondbehandeling? Het is interessant om dit in je team te bespreken als je dit merkt. Als je merkt dat de cliënt het toch niet eens is met de afspraken, moet je er natuurlijk achter zien te komen waarom dat is: heb je wellicht niet goed naar hem geluisterd? Misschien past de gekozen techniek niet bij hem of is het hulpmiddel toch tegengevallen.

Neem de cliënt hierin serieus; als je hem 'mee' hebt, zal hij degene zijn die collega's erop wijst dat ze de zorg niet volgens de afspraken uitvoeren en dat is je beste controle.

Spreek in je team af wie degene is die afspraken met de cliënt maakt en wie ze wijzigt. Natuurlijk is het de professionele verantwoordelijkheid van alle zorgverleners dat ze de zorg aanpassen als de cliënt voor- of achteruitgaat. Wel moeten ze dat melden aan de eerstverantwoordelijke zorgverlener, zodat deze kan beoordelen of de afspraken definitief aangepast moeten worden. Zij legt het dan weer vast in het dossier. Spreek af dat er niet 'lichtvoetig' afgeweken wordt van de afspraken. Collega's zouden dat alleen moeten doen als het niet anders kan. Bij twijfel of bij afwijken van de afspraak dient de eerstverantwoordelijke geïnformeerd te worden. Zij kan dan met de cliënt bekijken of aanpassing nodig is.

Voorbeeld

Anneke heeft nachtdienst. Ze komt bij meneer Van Leeuwen. Meneer Van Leeuwen woont al lang in het verzorgingshuis waar Anneke werkt. Afgesproken is dat hij met behulp van een draaischijf uit bed op de po-stoel geholpen wordt. Dit staat ook in het transferprotocol. Als Anneke bij hem komt, merkt ze dat hij erg duizelig is en dat hij wat koortsig is. Het is erg zwaar om hem op de rand van het bed te helpen en Anneke merkt dat hij zichzelf nauwelijks zittende kan houden. Ze twijfelt of ze hem wel moet laten staan. Eigenlijk vindt ze dat hij met een tillift geholpen moet worden, maar er is afgesproken om met een draaischijf te helpen. Als meneer Van Leeuwen weer bijna van het bed afvalt, besluit ze toch om af te wijken van het transferprotocol. Het is niet verantwoord om meneer op dit moment te laten staan. Stel dat hij valt! De volgende dag informeert ze de eerstverantwoordelijke. Die zal bezien of de zorg blijvend aangepast moet worden of dat er tijdelijk met een lift geholpen gaat worden nu meneer Van Leeuwen griep heeft.

De zorg wordt geëvalueerd

We weten allemaal dat cliënten voor- of achteruitgaan. Er kan een wond ontstaan, de mobiliteit kan minder worden of de cliënt kan van een heupoperatie genezen. Hierdoor veranderen de bewegingsmogelijkheden van de cliënt: hij kan meer of juist minder meewerken. De manier van zorg verlenen moet dan aangepast worden. Er moet continu geëvalueerd worden of de zorg nog toereikend is, of de cliënt niet meer zelf moet doen en of er wellicht andere hulpmiddelen gebruikt moeten worden. In snel veranderende situaties is dit heel logisch en dan zal het meestal ook wel gebeuren. Anders is het in situaties die stabiel zijn of lijken. Die gaan vaak sluipend achteruit en het is dan veel lastiger om het moment te bepalen waarop er veranderingen doorgevoerd moeten worden.

Het lijkt soms wel of zorgverleners ook 'blind' worden als ze lang bij dezelfde cliënt komen die redelijk stabiel is. Soms hebben ze daar een invalcollega voor nodig of misschien een stagiaire. Ook jij als ergocoach hebt hier een belangrijke rol. In sommige organisaties kijken ergocoaches regelmatig met collega's naar de zorg die gegeven wordt en stellen dan vragen die collega's zich ervan bewust kunnen maken dat er iets veranderd is. Je kunt dit ook doen door bij cliëntbesprekingen aanwezig te zijn en daar aandacht te vragen voor de fysieke belasting bij een cliënt.

Van belang is ook dat er regelmatig en structureel geëvalueerd wordt. In die evaluatie moet niet alleen aandacht zijn voor de inhoud van de zorg (klopt de wondverzorging nog wel?), maar ook voor de fysieke belasting van de zorgverlener. Is de cliënt voor- of achteruitgegaan? Kan hij nog zelf gaan staan? Is de actieve tillift nog wel een goed hulpmiddel? In de thuiszorg is afgesproken dat de arbocheck regelmatig herhaald wordt, om te bezien of er nog wel volgens de leveringsvoorwaarden gewerkt kan worden. Ook intramuraal kun je soortgelijke afspraken maken. Neem regelmatig even de tijd om met de cliënt naar zijn situatie te kijken. Je kunt dan tijdig achteruitgang signaleren en een cliënt voorbereiden op eventuele hulpmiddelen. Tegelijkertijd begeleid je hem dan in zijn ziekteproces.

Voorbeeld

Mariska is ziekenverzorgende in een verpleeghuis. Zij is de eerstverantwoordelijke zorgverlener voor mevrouw Willemse. Mevrouw Willemse heeft MS en gaat langzaam maar zeker achteruit. Ze wordt met een actieve tillift geholpen. Ze kan nog een beetje staan en kan nog op de rand van het bed zitten. De afgelopen tijd heeft Mariska al van verschillende collega's gehoord dat mevrouw Willemse achteruitgaat. Ze is een keer bijna uit bed gevallen, omdat ze moeite krijgt om te kunnen blijven zitten. Ook is ze een keer door haar benen gezakt. Mariska besluit een evaluatiegesprek te plannen met mevrouw Willemse. Met haar bespreekt ze de situatie en vraagt mevrouw wat ze er zelf van denkt. Mevrouw Willemse geeft aan dat ze wel gemerkt heeft dat ze minder kracht heeft. Ook vindt ze het steeds enger worden in de tillift. Ze is tenslotte al een keer gevallen. Mariska spreekt met mevrouw Willemse af dat ze de volgende dag de verzorging zelf komt doen. Ze zal dan een passieve tillift meenemen, zodat ze de verplaatsing met zo'n lift eens uit kunnen proberen.

In dit hoofdstuk hebben we vooral gekeken naar het beleid in een organisatie. Nu is het van belang dat je in je eigen organisatie gaat onderzoeken welk beleid daar geldt. Hierover gaan de volgende verwerkingsvragen.

Verwerkingsvragen

1   Kun je aan de hand van de BeleidsSpiegel in je eigen organisatie beschrijven hoe het beleid fysieke belasting geregeld is?
2   Kun je aangeven welke onderdelen goed geregeld zijn en welke niet?
3   En hoe is het vervolgens geregeld? Staat het beleid op papier? Weten je collega's dat er beleid is?
4   Wat zou je willen veranderen aan het beleid van jouw organisatie? Hoe zou je dat willen aanpakken?

Geraadpleegde literatuur

1   Klaassen A e.a. *Arbocheck in de thuiszorg, een werkpakket om zelf mee aan de slag te gaan in het kader van de praktijkregels*, Sectorfondsen Zorg en Welzijn, Utrecht, juli 2004.
2   TNO Arbeid. *Stilstaan bij bewegen, Praktijkregels voor fysieke belasting in de thuiszorg*, OAT, Bunnik, februari 1999.
3   Knibbe H, Knibbe N. *Tilprotocollen in de thuiszorg*, Convenantpartijen Arbeidsomstandigheden Thuiszorg, Utrecht, maart 2002.
4   Knibbe JJ, Knibbe NE, Geuze L. *Zorg voor thuiszorg. Werkpakket aanpak fysieke belasting*. Convenantpartijen Arbeidsomstandigheden Thuiszorg, Utrecht, 2003.

3

Hoe verover ik mijn management?

Nico Knibbe

3.1 Inleiding

Om als ergocoach echt aan de slag te kunnen, heb je steun nodig van je management. Je hebt bijvoorbeeld tijd nodig, en soms ook geld voor bijvoorbeeld hulpmiddelen, om je werk naar behoren te kunnen doen. Desondanks zien we in de praktijk genoeg voorbeelden van ergocoaches die zonder echte steun van hun ma-

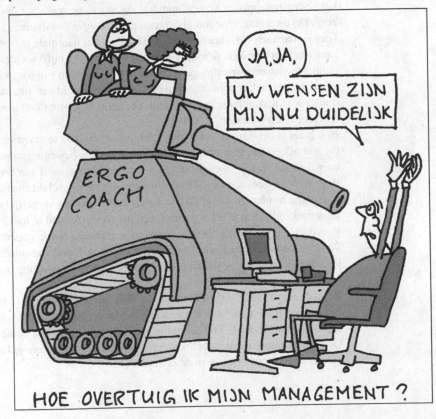

nagement hun werk doen. Dat klinkt natuurlijk heel mooi en nobel, maar op de lange duur raak je opgebrand. Zelfs wanneer je management ervoor gekozen heeft om te gaan werken met ergocoaches is dat geen garantie om je werk goed te kunnen doen. Het kan, in het slechtste geval, een doekje voor het bloeden zijn. De ergocoach is dan voor het management niet meer dan een 'excuus-Truus' om geen echte maatregelen te hoeven nemen. Je wordt dan een roepende in de woestijn en dat hou je niet lang vol.

3.2   Argumenten

Gelukkig is het bovenstaande voor de meeste ergocoaches een te negatief scenario, want uit onderzoek onder ergocoaches blijkt dat het overgrote deel van de ergocoaches dat werkzaam is in de Nederlandse zorgorganisaties (70%) zich gesteund voelt door hun direct leidinggevenden en (67%) door hun management (1). Om ergocoaches te helpen bij het krijgen en houden (!) van steun door hun management zetten we in dit hoofdstuk een serie argumenten op een rij.

Argument: het is gewoon nodig!

Allereerst is er de noodzaak om wat te doen. Rugklachten en andere klachten aan het bewegingsapparaat komen immers nog steeds te veel voor in de gezondheidszorg. De uitdaging voor jou als ergocoach is echter om dat inzichtelijk te maken voor je management. Daarbij geldt de stelregel dat naarmate je hoger in de organisatie iets wilt bereiken, je moet beschikken over meer cijfers. Gegevens uit de landelijke medewerkersraadplegingen over het vóórkomen van (rug)klachten in de diverse zorgbranches zijn dan bijvoorbeeld erg bruikbaar om de problematiek duidelijk te maken bij je management. Dit soort rapporten kun je meestal wel vinden bij personeelszaken.

Nog beter is het om gegevens over je eigen organisatie te verzamelen. Denk daarbij niet alleen aan gegevens over klachten aan het bewegingsapparaat, maar ook over de mate waarin jij en je collega's worden blootgesteld aan fysieke overbelasting. Voor dit laatste is de TilThermometer een zeer geschikt instrument. Wanneer je je eigen resultaten van de TilThermometer vervolgens vergelijkt met de landelijke gemiddelden heb je als ergocoach een prima instrument in handen om 'een case te maken' bij je directie. Ook is er speciale software om je gegevens op een eenvoudige manier in mooie diagrammen om te zetten. Vraag eventueel assistentie van je collega's van personeelszaken, die hebben vaak meer ervaring met dat soort dingen.

Rond de zomer van 2005 hebben overigens alle verpleeg- en verzorgingshuizen in het kader van de CAO AG een individuele terugrapportage gekregen waarin hun eigen resultaten van de TilThermometer zijn afgezet tegen de landelijke gegevens. Ook thuiszorgorganisaties hebben een soortgelijke rapportage gekregen. Pas erop dat dat soort rapporten niet in de la verdwijnt.

'Ik had nooit gedacht dat cijfertjes zo belangrijk waren voor de directie. Ze gebruiken het echt om hun beleid op te baseren. De mensen van PZ hadden me geholpen om de resultaten van de TilThermometer in van die mooie gekleurde staafdiagrammen te zetten. Toen ik ze ook nog kon vergelijken met andere organisaties waren ze één en al oor.'

Argument: meer zelfredzaamheid cliënten

Een preventiebeleid fysieke belasting vermindert niet alleen de fysieke belasting voor de zorgverleners, het bevordert ook de zelfredzaamheid van de cliënten. We geven enkele concrete voorbeelden.

In de Praktijkrichtlijnen wordt het gebruik van elektrisch verstelbare hoog-laag-bedden aangegeven. Deze bedden verlagen niet alleen de fysieke belasting voor de zorgverleners, ze voorkomen bijvoorbeeld ook het onderuitzakken in bed, ze maken het makkelijker om zelf, zonder assistentie, uit en in bed te komen en ze voorkomen dat de zorgverlener gevraagd wordt om 'alleen maar' het hoofdeinde omhoog te zetten of te laten zakken. Meer informatie over deze mogelijkheden van de elektrische hoog-laag-bedden is te vinden in het voorlichtingsboek het 'BedBoekje' (2).

Ook zijn sommige cliënten met een glijzeil in combinatie met een elektrisch hoog-laag-bed in staat om zichzelf weer te draaien in bed, zonder verdere assistentie van de zorgverleners. Dit betekent voor de cliënt vaak een zeer waardevolle stap in de richting van herstel of het herwinnen van zelfstandigheid en waardigheid.

Je kunt deze bijkomende voordelen van het inzetten van hulpmiddelen heel goed gebruiken bij het aangeven van de noodzaak van een goed preventiebeleid fysieke belasting bij je directie. Het gaat dan namelijk puur over de kwaliteit van zorg en die staat hoog in het vaandel.

Argument: het levert wat op

Het is belangrijk aan te kunnen geven dat het werk dat jij en je collega-ergocoaches doen ook echt wat oplevert. Dat is lastiger dan het lijkt. Gelukkig is er wel algemeen onderzoek beschikbaar waar je je voordeel mee kunt doen. We geven nu een overzicht van de resultaten van deze studies, ingedeeld in de categorieën: daling van rugklachten(prevalentie), daling van verzuim, voorkomen van arbeidsongeschiktheid en voorkomen van letselschadeclaims.

Argument: daling van rugklachten(prevalentie)

Bij een groep van 672 Rotterdamse thuiszorgmedewerkers is vast komen te staan dat een bronaanpak (het verminderen van de fysieke belasting door met name de inzet van tilliften, glijzeilen en hoog-laag-bedden) kan leiden tot een vermindering van het percentage zorgverleners met klachten aan het bewegingsapparaat (3). Na een wat langere periode leidde het programma tot een daling van het – met de klachten samenhangende – verzuim bij deze groep. Bijzonder is dat deze daling bleef bestaan na een periode van ruim vijf jaar.

Keer op keer laten soortgelijke studies, maar dan zonder een controlegroep die de Rotterdamse studie wel had, hetzelfde zien. In sommige zorgorganisaties worden deze gegevens zelfs jaarlijks bijgehouden. Meestal loopt de daling van de prevalentie van klachten en het verzuim parallel aan het steeds intensiever gebruik van (til)hulpmiddelen. Daarbij blijken de tilliften hun oude imago van tijdrovende, niet-gebruikte en patiëntonvriendelijke hulpmiddelen (vrijwel) kwijt te zijn.

Argument: daling van verzuim

De twee grootste veroorzakers van klachten en verzuim bij zorgverleners zijn: het verplaatsen/dragen van lasten zwaarder dan 10-12 kg en het werken in een houding waarbij je je romp meer dan 30-45 graden buigt. De Nederlandse onderzoekers Jansen en Burdorf berekenden in 2001 dat het aantal werknemers dat verzuimt door rugklachten maar liefst 28% lager zou zijn wanneer de blootstelling aan fysieke belasting afneemt van het regelmatig verplaatsen naar het zeer incidenteel verplaatsen/dragen van lasten zwaarder dan 10 kg (4). Daarnaast zou het aantal zorgverleners dat verzuimt door rugklachten 34% lager zijn wanneer er slechts zeer beperkt in een gebogen houding gewerkt zou hoeven worden. In feite betekent dit dat als we de Praktijkrichtlijnen voor verplaatsen en statische belasting in de praktijk brengen we een daling van het verzuim mogen verwachten. En dat is natuurlijk goed nieuws voor je directie en voor jou een mooi argument om steun te krijgen en te houden voor je werk als ergocoach.

Argument: voorkomen van arbeidsongeschiktheid

Wanneer we kijken naar het verminderen van arbeidsongeschiktheid en de kosten die daarmee zijn gemoeid, moeten we ons vooral baseren op studies van buiten Nederland. De Amerikaan Fragala (5) meldt bijvoorbeeld voor een groot ziekenhuis in de VS een reductie van de kosten van verzuim en arbeidsongeschiktheid van rond de $ 870.000 naar $ 4.000 in het vierde jaar van het project. De investeringen liepen terug van in eerste instantie een bedrag van $ 60.000 per jaar, tot 'onderhoud' van het beleid vanaf het vierde jaar voor een bedrag van rond de $ 4.500. Ook Garg en Owen (6) maken vanuit de VS melding van onderzoek waarbij het aantal medewerkers dat moest stoppen met werken tot een enkel geval terugliep na de introductie van een bronaanpak.

Uit het Verenigd Koninkrijk komen soortgelijke berichten. Documentatie van diverse Britse ziekenhuizen laat zien dat het verzuim en het aantal arbeidsongeschikten in drie jaar tijd gehalveerd kan worden en dat besparingen van 400.000 pond per jaar geen uitzondering zijn voor de grotere zorgorganisaties. Om dit te bereiken zou een zorgorganisatie structureel rond de 0,2% tot 0,3% van het budget nodig hebben voor het implementeren van een preventiebeleid fysieke belasting. Dat is dan inclusief de aanschaf van (til)hulpmiddelen, instructies en reserveringen voor onderhoud.

'Toen we er eens indoken, kwamen we erachter dat het eigenlijk heel duur is om niets te doen aan fysieke overbelasting.'

Voor ons land is een financiële vertaling iets lastiger te geven, omdat de financieringssystematiek anders is en de kosten van verzuim en arbeidsongeschiktheid variëren. Wel is het zo dat elke persoon die niet in het WAO-traject instroomt, een besparing oplevert van € 133.000 à € 214.000 (bron: KPMG). Met dergelijke bedragen kan een preventieprogramma fysieke belasting prima worden gefinancierd.

Argument: voorkomen van letselschadeclaims

De kern van de Amerikaanse en, in mindere mate, ook de Engelse situatie is dat steeds meer zorgverleners hun werkgever aansprakelijk stellen voor het ontstaan van klachten aan het bewegingsapparaat. Deze letselschadeclaims worden in Engeland regelmatig gehonoreerd, tenzij de werkgever kan aantonen te hebben voldaan aan hele basale richtlijnen. De claims, die door de zorgorganisaties betaald moeten worden, kunnen hoog zijn. Claims van zo'n 300.000 à 400.000 Engelse ponden worden toegekend aan zorgverleners die er bijvoorbeeld 's nachts alleen voor stonden in belastende situaties of die geen adequate tillift tot hun beschikking hadden en daardoor klachten aan het bewegingsapparaat opliepen.

Ook in ons land is de dreiging van dergelijke claims inmiddels aanwezig, ook op het gebied van fysieke belasting. Zo won een thuiszorgmedewerkster een proces tegen haar werkgever, die haar niet voldoende beschermende hulpmiddelen had geboden, waardoor zij handmatig een zware cliënt moest verplaatsen en 'door haar rug' ging. Dit zijn echter uitzonderingen en 'Amerikaanse toestanden' zijn hier nog niet te verwachten.

Toch stelt de Nederlandse rechter zich heel vriendelijk op tegenover de klager, in dit geval de zorgverlener met klachten. De rechtspraak heeft zich namelijk zo ontwikkeld dat de werkgeversaansprakelijkheid grenst aan risicoaansprakelijkheid. Dit betekent dat het nauwelijks nog mogelijk is dat de rechter besluit dat de klachten de schuld zijn van de zorgverlener. Alleen wanneer de zorgverlener haar letsel opzettelijk of bewust roekeloos over zichzelf afroept, kan dat een beletsel opleveren voor toewijzing van schadevergoeding. De zorgverlener zou dan aantoonbaar en opzettelijk haar rug moeten hebben overbelast en zelfs in die mate dat zij daardoor de klachten heeft gekregen. Dit is voor de werkgever een uitermate moeilijk te bewijzen stelling (7). Het gaat wellicht wat ver om als ergocoach te dreigen met schadeclaims in de richting van je directie. Wel is het voor je directie goed om te weten dat in geval van claims zij juridisch niet sterk staat.

Argument: minder moe

Een goed preventiebeleid fysieke overbelasting kan niet alleen het verzuim, de klachtenprevalenties, de arbeidsongeschiktheid en de aansprakelijkheid verminderen. Er zijn nog meer argumenten die een preventiebeleid fysieke belasting zinvol maken. Uit onderzoek komt bijvoorbeeld naar voren dat zorgverleners minder moe zijn aan het eind van een dienst. Dit 'vermoeidheidsaspect' speelt vooral een rol bij zorgverleners na de zwangerschap, in de periode met kleine kinderen, en bij oudere zorgverleners (50+). Dit argument vertaalt zich moeilijk in harde euro's, maar het is op zich een belangrijk effect in een situatie waarin de werkdruk fors is en de aantrekkelijkheid van het beroep aandacht behoeft.

Argument: verbetering van mogelijkheden voor reïntegratie

De kans op het met succes reïntegreren van zorgverleners met klachten aan het bewegingsapparaat neemt toe naarmate de arbeidsomstandigheden op de werkplek goed zijn. Wanneer een zorgverlener last heeft gekregen van haar rug, bijvoorbeeld doordat er onvoldoende hulpmiddelen op haar afdeling aanwezig waren, heeft het weinig zin haar na haar herstel terug te plaatsen op dezelfde afdeling, tenzij er nu wél adequate hulpmiddelen beschikbaar zijn. Anders is het dweilen met de kraan open.

Daarnaast blijkt het belangrijk te zijn al heel snel na het eerste verzuim te beginnen met reïntegreren. Naarmate klachten langer duren, neemt de kans op werkhervatting namelijk snel af. Met een goedgeorganiseerd preventiebeleid fysieke belasting kán dit ook. Zorgverleners reïntegreren dan immers naar een veilige werkplek. De Canadese onderzoekers Yassi et al. (8) toonden in een groot ziekenhuis aan dat een accent op een snelle werkhervatting in een periode van twee jaar aanzienlijke kostenbesparingen kan opleveren. Hierdoor verminderden de kosten van verzuim en de duur van het verzuim bij zorgverleners met rugklachten met respectievelijk 23% en 43%. Anno 2005 is het zaak ervaren zorgverleners te behouden, ook wanneer zij mogelijk fysiek minder belastbaar zijn in verband met klachten aan het bewegingsapparaat die zij eerder in hun carrière hebben opgelopen. De mogelijkheden van herplaatsing van zorgverleners in niet-belastende functies zijn immers beperkt. Die doorstroming kent zijn grenzen of raakt zelfs verstopt.

Een goed preventiebeleid fysieke belasting maakt het mogelijk dat ook minder belastbare zorgverleners succesvol reïntegreren en langer kunnen blijven werken. En dat is weer een prima argument dat je als ergocoach kunt gebruiken om steun voor je werk bij je directie te krijgen en te behouden.

Argument: ook oudere zorgverleners

De huidige snelle veroudering onder het zorgverlenend personeel maakt een preventiebeleid fysieke belasting steeds noodzakelijker. Prognoses geven aan dat in 2008 een op elke vijf zorgverleners 50 jaar of ouder zal zijn. Het is logisch dat je kwetsbaarder bent naarmate je ouder wordt. Toch is het gezien de toenemende vergrijzing van belang dat ook de 50-plussers 'aan het bed' uitvoerend (en niet alleen bijvoorbeeld leidinggevend of administratief) actief blijven. Vanuit Zweden is bekend dat dit kan, mits de fysieke belasting structureel binnen gezondheidskundige normen gehouden wordt. Dus eigenlijk, mits je je houdt aan de Praktijkrichtlijnen.

Argument: beter imago van de beroepsgroep

Er wordt momenteel veel geïnvesteerd in imagoverbetering van het beroep van zorgverleners. Gezien de vergrijzing is het noodzakelijk het beroep aantrekkelijk te maken en te houden, zodat er straks genoeg zorgverleners zijn om het werk aan het bed te kunnen doen. Een professionele training en het kunnen werken met kwalitatief optimaal (til)materiaal kunnen daar een positieve bijdrage aan leveren.

Argument: het gaat sneller, tijdwinst

Preventiebeleid fysieke belasting kan ook een tijdsbesparing opleveren. Zo gold bijvoorbeeld 'samen tillen' door twee zorgverleners tot voor kort als een van de betere manieren om de fysieke belasting te beperken. Dit blijkt op basis van onderzoek echter nauwelijks het geval te zijn. Wellicht is zelfs het omgekeerde waar. Het *aantal* tilhandelingen blijkt namelijk vooral bepalend te zijn voor het risico op het ontstaan van rugklachten. Als tilhandelingen samen worden gedaan, waarbij dus elke tilhandeling feitelijk twee keer meetelt, zal voor beide tillers het risico op rugklachten toenemen. Maar dat niet alleen, het kost ook meer tijd. Ook moeten er werkroutines onderbroken worden, omdat de collega die moet helpen bij de transfer ergens anders mee bezig is. En ook daar gaat extra tijd verloren. Wanneer er met één persoon goed met een hulpmiddel (glijzeil, tillift, enzovoort) gewerkt kan worden, levert dat dus tijdwinst op.

In de ziekenhuizen is onderzocht hoe vaak er met twee personen wordt getild (9). Vooral op de zwaardere afdelingen bleek dat er vrij vaak met twee personen wordt getild, namelijk bij 39% van de tilhandelingen. Wanneer hier (meer) gebruikgemaakt zou worden van tilhulpmiddelen, zou er niet alleen fysiek gezonder gewerkt kunnen worden, maar kan ook een tijdwinst worden bereikt. En dat is natuurlijk ook interessant voor je directie.

'Je hoort vaak dat het werken met hulpmiddelen meer tijd kost. Als je alles meerekent, kan het je juist tijd opleveren.'

Als tweede voorbeeld noemen we een nieuwe techniek voor het wassen van cliënten. Bij dit zogenaamde 'wassen zonder water' worden cliënten gewassen met wegwerpdoekjes of washandjes, deels ter vervanging van het traditionele wassen met water en zeep. Een stuk of acht speciale doekjes of washandjes worden dan eerst in een magnetron opgewarmd, en daarna gebruik je voor ieder lichaamsdeel telkens een nieuw (of nieuw stukje van een) doekje. Zeep en water zijn dan niet meer nodig en ook afdrogen is niet meer noodzakelijk. Deze manier van wassen reduceert niet alleen de fysieke belasting met 25%, maar kost ook gemiddeld slechts 62% van de tijd die een traditionele wasbeurt kost (10). Het tijdvoordeel kan zodoende nog verder oplopen, omdat ook de voorbereiding (waskommen vullen en halen) en het opruimen achteraf (waskommen legen en handdoeken opruimen) minder tijd kost. Ondanks het feit dat je als ergocoach tijdwinst als argument bij je management kunt gebruiken om het beleid fysieke belasting voortvarend ter hand te nemen, schuilt hierin een gevaar. De tijd moet immers niet wegbezuinigd worden. Spreek bijvoorbeeld af de bezuinigde tijd in te zetten voor het vaker baden of douchen van cliënten.

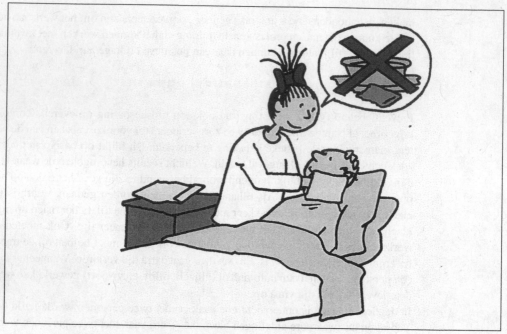

Wassen zonder water.
GoedGebruik informatiekaart, LOCOmotion (2004) en Auke Herrema, Delft.

3.3   Pas op, noem ook de hobbels

Naast de genoemde voordelen is het ook van belang de zaken niet al te juichend voor te spiegelen. Een preventiebeleid fysieke belasting is geen Haarlemmerolie die automatisch allerlei positieve zaken oplevert zoals die hierboven zijn genoemd. Het is belangrijk dat je als ergocoach ook de hobbels realistisch voorspiegelt.

Allereerst is er vooral in het begin tijd nodig om ervaring op te doen. De voordelen komen meestal pas later naar voren en de ervaring leert dat er in het begin veel bij komt kijken om het nieuwe beleid consequent door te voeren. Het is daarom vaak verstandig om het nieuwe beleid te gaan uitproberen op een beperkt aantal afdelingen. Via dit soort pilots kunnen de kinderziektes eruit gehaald worden en is het daarna mogelijk het beleid voor alle afdelingen effectief uit te rollen. Je kunt dan ook met een beperkt aantal ergocoaches beginnen, ervaring opdoen, bijschaven en eventueel (als het bevalt) later met meer ergocoaches ook op de andere afdelingen op de nieuwe manier gaan werken.

Ook financieel gezien gaan de kosten voor de baat uit. Er zijn vaak investeringen nodig voordat de effecten merkbaar zullen zijn. Wanneer een zorgorganisatie bijvoorbeeld over moet gaan op elektrische hoog-laag-bedden, betekent dat een enorme investering die in veel gevallen over diverse jaren gespreid zal worden en die pas dáárna een vermindering van de fysieke belasting zal opleveren. Natuurlijk zijn dit soort grote investeringen niet altijd nodig. Een relatief goedkoop glijzeil of een steunkousenaantrekker kan al een enorme verlichting betekenen.

Een volgende hobbel is de stijging van de zorgzwaarte. Landelijk zien we dat de opnamecriteria in de verpleeg- en verzorgingshuizen steeds strenger worden. Dat betekent dat niet alleen daar, maar bijvoorbeeld ook in de thuiszorg de zorgzwaarte van de cliënten toeneemt. Daaraan gekoppeld hebben we in de ziekenhuizen steeds meer te maken met de zogenaamde 'verkeerde-bed-problematiek'. Hiermee wordt bedoeld dat cliënten die feitelijk niet meer in het ziekenhuis verpleegd behoeven te worden daar toch een bed blijven bezetten, omdat er in een verpleeg- of verzorgingshuis geen plaats voor ze is. Dit zijn dan ook relatief 'zware' cliënten. Deze stijgende zorgzwaarte wordt bevestigd in de diverse monitoringstudies die in het kader van de arboconvenanten en de CAO AG zijn uitgevoerd. Het gevolg is dat een deel van de maatregelen die jij en je collega-ergocoaches nemen alleen al nodig zijn om de toename in de zorgzwaarte te compenseren. Je hebt dan nog niets gedaan aan het werkelijk verminderen van de fysieke belasting of het verzuim. Noem deze hobbels als je met je management praat over hoe jij en je collega-ergocoaches willen werken.

De argumenten op een rij:
- het is noodzakelijk;
- het levert wat op;
- daling rugklachten(prevalentie);
- daling verzuim;
- voorkomen arbeidsongeschiktheid;
- voorkomen letselschadeclaims;
- het gaat sneller, tijdwinst;
- minder moe;
- verbetering mogelijkheden reïntegratie;
- ook oudere zorgverleners;
- beter imago van de beroepsgroep;
- meer zelfredzaamheid cliënten.

Samenvatting

Om het management te kunnen veroveren is het voor jou als ergocoach belangrijk te beschikken over een goede set argumenten. Deze moeten goed, en het liefst cijfermatig zijn onderbouwd. Deze cijfers zijn bij voorkeur gebaseerd op onderzoek dat is gedaan in de eigen organisatie en dat is te vergelijken met andere zorgorganisaties. Op deze manier kan je management de eigen situatie vergelijken met die van andere organisaties en op basis hiervan een besluit nemen.

In dit hoofdstuk wordt een serie argumenten genoemd die relevant kunnen zijn voor het management. We schrijven 'kunnen' omdat niet alle argumenten altijd even zwaar tellen. Het is belangrijk dat in een gesprek vooraf helder te krijgen. Steek tot slot de 'hobbels' die het moeilijk maken om een preventiebeleid fysieke belasting te implementeren niet onder stoelen of banken.

Verwerkingsvragen

1 Kun je vijf argumenten noemen waarvoor jouw management gevoelig zou kunnen zijn om het preventiebeleid fysieke belasting vlot te trekken?

2 Hoe kun je die argumenten het beste onder de aandacht brengen?

3 Kun je drie voorbeelden noemen van hoe je tijdwinst kunt boeken door ergonomischer te werken?

4 Kun je drie voorbeelden noemen van hoe je meer kwaliteit kunt bieden aan jouw cliënten door ergonomischer te werken?

Geraadpleegde literatuur

1 Knibbe JJ, Knibbe NE, Geuze L. *ErgoCoaches in beeld*. LOCOmotion, Bennekom, 2004.

2 Knibbe NE, Knibbe JJ. *BedBoekje. Tips en trucs voor het optimaal gebruik van het zorgbed*. LOCOmotion, Bennekom, 2004.

3 Knibbe JJ, Friele RD.The use of logs to assess exposure to manual handling of patients, illustrated in an intervention study in home care nursing. *International Journal of Industrial Ergonomics*, 24, 1999, 445-454. Fragala, 1996.

4 Jansen JP, Burdorf A, Steyerberg E. A novel approach for evaluating level, frequency and duration of lumbar posture simultaneously during work. *Scan J Work Environ Health*, 27 (6): 373:380, 2001.

5 Fragala G. Ergonomics: the essential element for effective back injury prevention for health care workers. *Professional Safety*, 23-25, march 1996.

6 Garg A, Owen B. Reducing back stress to nursing personnel: an ergonomic intervention in a nursing home. *Ergonomics*. 35, 11, 1353-1375, 1992.

7 Knibbe NE, Knibbe JJ. *The Carrot and Stick?* Britse ervaringen ten aanzien van het invoeren van preventiebeleid fysieke belasting in de zorg en een discussie over hun bruikbaarheid in Nederland, LOCOmotion, Barneveld-Bennekom, 2000.

8 Yassi A, Tate R, Cooper JE, Snow C, Vallentyne S, Khokhar JB. Early Intervention for Back Injured Nurses at a Large Canadian Tertiary Hospital: An Evaluation of the Effectiveness and Cost Benefits of a 2 Year Pilot Project, *Occupational Medicine*, Vol 45, No. 4, pp 209-214, 1995.

9 Knibbe JJ, Hooghiemstra F, Knibbe NE. *Fysieke belasting in Ziekenhuizen*. Stand der techniek onderzoek ter voorbereiding op een Arbo Convenant voor de Ziekenhuisbranche. LOCOmotion, Bennekom, 2001.

10 Knibbe JJ, Geuze L, Knibbe NE. *De Ergonomische Aspecten van Wassen-zonder-Water in de zorg*. Ministerie van Sociale Zaken en Werkgelegenheid, Den Haag, 2005.

Deel 2

Praktijk

Wat doet een ergocoach? Observeren, analyseren en adviseren. Dat kun je wanneer je voldoende kennis hebt van de Praktijkrichtlijnen, houding, werkplekinrichting, verplaatsingstechnieken, hulpmiddelen, aanpassingen en nog veel meer. Daar gaat het over in Deel 2.

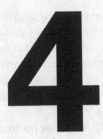

Het maken van een probleemanalyse

Inga Mol

4.1   Inleiding

Er zijn een heleboel verschillende redenen waardoor klachten aan het bewegings-apparaat ontstaan. En er zijn net zoveel verschillende mogelijkheden om ze te voor-komen. Om gericht te kunnen adviseren in probleemsituaties moet je kunnen ana-lyseren waardoor de klachten zijn ontstaan.

Nu kun je natuurlijk een opsomming (checklist) maken van al die oorzaken en daar-mee in je hand naar de werkplek toegaan. Dat is echter niet zo handig. Er zijn te veel mogelijke oorzaken en je moet dan iedere keer zo'n hele lijst doorwerken. Je kunt beter een zogenaamd model of een schema gebruiken. Het doel van een model is om snel inzicht te krijgen in een ingewikkelde situatie. Het model op pagina 59 kun je daarvoor gebruiken. In de hoofdstukken die hierna komen wordt dit schema stap voor stap toegelicht.

Bedenk wel dat een model altijd een ingekorte versie van de werkelijkheid is. Je kunt er nooit alles mee ondervangen.

4.2   Model probleemanalyse

Wanneer je een model gaat gebruiken, moet deze het beleid van jouw organisatie verwoorden omdat jouw advies daarbij aan moet sluiten. Ook moet jouw schema hetzelfde zijn als die van de andere ergocoaches in jullie organisatie om goed met elkaar te kunnen overleggen en eenduidige adviezen te kunnen geven. Met het ge-bruik van een model draag je de visie van de organisatie uit. Als het goed is, is het beleid van jouw organisatie gebaseerd op de Praktijkrichtlijnen, net als de richtlij-nen in dit boek.

Voorbeeld

Marco en Ellen zijn ergocoaches in een verzorgingshuis. Op een middag hoort Marco dat een cliënt (mevrouw Van Zanten, dement, 80 jaar, 35 kg) die morgen niet is gedoucht, omdat de verplaatsing van bed naar douchestoel te zwaar werd voor de betreffende collega Sacha. Andere collega's spreken er schande van en vinden de collega een 'watje'. 'Je tilt haar toch zo op en zet haar in de douchestoel. Het mensje weegt niks meer.'

Marco is nog maar net ergocoach. Hij vindt Sacha in zijn hart ook wel een watje en bedenkt dat hij haar eens voor zal stellen om samen de verplaatsingstechniek door te nemen.

Hij brengt dit idee naar voren bij Ellen die al langer werkt als ergocoach en Marco ondersteunt. Zij vraagt hem hoe hij tot deze conclusie is gekomen. Marco moet eerlijk bekennen dat zijn voorstel gekomen is uit zijn persoonlijke opvatting over deze collega. Ellen pakt het model dat de ergocoaches van hun organisatie gebruiken. De Praktijkrichtlijnen komen daarin tot uitdrukking en geven aan dat een cliënt die nauwelijks of niet gewicht op de benen kan nemen alleen verplaatst mag worden met een passieve tillift. Vanuit deze regel komen ze samen tot een heel andere analyse. Sacha heeft gelijk gehad dat ze de cliënt niet manueel wilde verplaatsen. Het is echter nog een raadsel waarom ze de verplaatsing niet met een tillift is gaan doen. Deze is namelijk wel aanwezig op de betreffende afdeling.

De sfeer bij de groep collega's is gevaarlijk voor ieders gezondheid (ook voor die van de cliënt die zou kunnen vallen). Ieder moet zijn/haar grenzen aan kunnen geven zonder daarvoor veroordeeld te worden door de teamgenoten. Bovendien blijkt de grootste groep collega's het gewoon te vinden om iemand geheel op te tillen bij een verplaatsing naar de douchestoel.

Marco heeft nog een hoop te doen. Zich het model eigen maken dat Ellen hem liet zien. Uitzoeken waarom Sacha de tillift niet heeft gebruikt en voorlichting geven aan het gehele team over het verplaatsingsbeleid van de organisatie en de Praktijkrichtlijnen. Tot slot moet hij afspraken maken met het team en erop letten dat iedereen zich er ook aan houdt.

Model probleemanalyse

Stap 1 Formuleer de problemen.

Wanneer de belasting door het werk hoger is dan de belastbaarheid van de werker ontstaan problemen fysieke belasting. Meestal zijn dan de Praktijkrichtlijnen overschreden.

Stap 2 Bepaal per probleem de vorm(en) van belasting.	Stap 3 Bepaal per vorm van belasting de oorzaak: werker of werk?	Stap 4 Geef per oorzaak je advies.
Dynamische belasting	**werker:** de werkhouding of de techniek of het contact is verkeerd	**advies aan werker** • houdingsadvies + instructie (zie hfst. 5) • technisch advies + instructie (zie hfst. 5) • advies betreffende het contact met cliënt (zie hfst. 5)
	werk: de werkorganisatie of de werkplek of het hulpmiddel is verkeerd/niet aanwezig	**advies m.b.t. het werk** • werkorganisatie veranderen • werkplek aanpassen • hulpmiddel veranderen/inzetten
Statische belasting	**werker:** de werkhouding is (te lang) verkeerd	**advies aan werker** • (duur) werkhouding verbeteren
	werk: de werkorganisatie of de werkplek of het hulpmiddel is verkeerd/niet aanwezig	**advies m.b.t. het werk** • werkorganisatie veranderen • werkplek aanpassen • hulpmiddel veranderen/inzetten
Psychische belasting	**werker:** de werkopvatting of de privé-omstandigheden verlagen de belastbaarheid	**advies aan werker** • werkopvatting veranderen • psychische belastbaarheid verhogen
	werk: de werkorganisatie of de werkplek of het hulpmiddel levert een te hoge werkdruk/emotionele druk op	**advies m.b.t. het werk** • werkorganisatie veranderen • werkplek aanpassen • hulpmiddel verbeteren/inzetten

4.3   Stap I: Formuleer de problemen

Draaglast en draagkracht van de hulpvrager

In het algemeen kunnen klachten aan het bewegingsapparaat ontstaan als de belasting van iemands lichaam en geest groter is dan de belastbaarheid daarvan; dus als de draaglast voor de collega groter is dan haar draagkracht. Meestal zijn dan ook de Praktijkrichtlijnen overschreden.

Het eerste dat je moet uitzoeken, is wat precies het probleem is en bij wie de klacht vandaan komt. Een klacht kan komen van een of meerdere collega's, van een cliënt, van een mantelzorger of van een leidinggevende. In feite is (zijn) dit voor jou de hulpvrager(s).

Vanuit hun beleving ga je de problemen formuleren. Of het nu één persoon betreft of een heel team: een probleem is een probleem wanneer iemand een probleem ervaart.

Aan de andere kant kun je ook (potentiële) problemen signaleren waar (nog) niemand last van heeft. Dit zijn situaties waar de Praktijkrichtlijnen worden overschreden en daarom risico opleveren voor de cliënt en/of de collega's. Ook deze problemen moet je formuleren alvorens je tot analyse en advies kunt overgaan.

Voorbeeld

Collega Sacha vertelt: 'Ik was bij mevrouw Van Zanten om haar te douchen. Ik wilde haar uit bed tillen om haar in de douchestoel te zetten. Ach, zoveel weegt ze niet meer. Maar schijnbaar heb ik iets fout gedaan. Ik vond het toch wel zwaar en voelde ook een knak in mijn onderrug. Het deed zo'n pijn dat ik de verplaatsing niet heb afgemaakt. Ik heb haar weer goed in bed gelegd en haar gewoon gewassen. Zou jij eens willen kijken als ik haar weer ga douchen wat ik nou fout doe?'

Ergocoach Ellen gaat niet meteen mee met Sacha. Ze stelt eerst een heleboel vragen. Ergocoach Peter luistert mee. Ze vraagt hoe de verplaatsing precies is gegaan. Ze vraagt of de collega de handeling altijd zo uitvoert en of iedereen het op dezelfde wijze doet en of daarover ooit een afspraak is gemaakt die in het zorgdossier stond. Verder vraagt ze hoeveel mevrouw Van Zanten zelf nog kan bewegen, hoe zwaar ze ongeveer weegt en of ze op haar voeten kan staan. Ze vraagt welke hulpmiddelen aanwezig zijn, of Sacha daarmee bekend is en of ze ermee kan werken. Ten slotte vraagt ze of de collega weet of anderen ook last hebben tijdens deze verplaatsing. Het blijkt dat iedereen mevrouw Van Zanten anders verplaatst en dat sommigen ook wel klagen over de zwaarte van de handeling. In de gang staat een tillift. Sacha is daar niet op ingewerkt. De ene collega pakt de tillift en de andere neemt mevrouw Van Zanten geheel in haar armen om haar echt op te tillen alvorens ze in de rolstoel te zetten.

Dat laatste wordt gedaan door een groepje verzorgenden die liever de tillift niet gebruiken. Deze collega's vinden de handeling goed te doen. Sacha is nog in opleiding en wordt begeleid door een collega uit dit groepje.

Praktijkrichtlijnen

In het voorbeeld is er duidelijk een probleem. Niemand was echter met een vraag bij de ergocoach gekomen. Deze had zelf opgevangen dat er schande werd gesproken over Sacha omdat ze mevrouw Van Zanten niet had gedoucht. Zeker als een ergocoach maar net begonnen is, worden er maar weinig hulpvragen aan ergocoaches gesteld, terwijl er wel gevaarlijke situaties zijn. Wat je dan moet kunnen signaleren is een (potentieel) probleem omdat de Praktijkrichtlijnen worden overschreden. Nog niemand hoeft klachten te hebben, maar men kan ze krijgen wanneer de gesignaleerde situatie blijft voortduren.

De Praktijkrichtlijnen Fysieke Belasting beschrijven de normen waarbinnen veilig gewerkt kan worden. De Praktijkrichtlijnen zorgen ervoor dat iedereen de werkzaamheden uit kan voeren zolang men volgens die richtlijnen werkt.

In het model worden de Praktijkrichtlijnen als grens genomen. In de praktijk kan een organisatie andere normen hanteren, bijvoorbeeld tot 10 kg tillen in plaats van tot 23 kg.

Zorg ervoor dat je goed op de hoogte bent van de normen in jouw organisatie.

Het formuleren van problemen fysieke belasting

Regelmatig wordt je gevraagd advies te geven over een problematische werksituatie zoals in het voorbeeld. Dan is het voor alle partijen het meest helder wanneer je, na alles te hebben gevraagd en gezien, formuleert wat precies de problemen zijn. Je kunt dit vergelijken met het formuleren van verpleegproblemen bij het maken van een verpleegplan. Wanneer je de problemen hebt geformuleerd, kun je bij de hulpvrager(s) nagaan of het klopt dat ze je hiervoor gevraagd hebben. Soms blijkt dan dat ze nog niet genoeg verteld hebben of dat het eigenlijk om iets anders ging dan je dacht. Voor het geven van een advies is het goed formuleren van de problemen van het grootste belang.

Voorbeeld
Voordat Ellen en Peter meegaan met Sacha, vraagt Ellen haar ook om exact te vertellen wat voor Sacha het probleem is bij mevrouw Van Zanten. Sacha vertelt dat ze de verplaatsing van mevrouw Van Zanten uit bed naar de douchestoel en weer terug het grootste probleem vindt. Maar nu ze er toch over praten, vindt ze de verzorging op bed ook zwaar, omdat mevrouw Van Zanten geheel passief in bed ligt. Omdat mevrouw Van Zanten contracturen heeft van de armen en

benen, moet ze soms heel lang in een houding staan om mevrouw gewassen te krijgen. En wanneer ze dan voorovergebogen staat en het gezicht van mevrouw Van Zanten wil wassen grijpt die haar bij haar haren en kijkt haar heel boos aan. Verder kan ze ook niet communiceren met mevrouw Van Zanten. Sacha maakt dit voor het eerst mee en vindt het heel erg zwaar en kijkt vol ontzag naar de meer ervaren teamgenoten die alles zo gemakkelijk lijken te doen.

Ellen vat de problemen van Sacha samen.

1 De verplaatsing van mevrouw Van Zanten van bed naar douche- en rolstoel en weer terug; mevrouw kan niet staan en weegt 38 kg.

2 De verzorging op bed van mevrouw Van Zanten, omdat Sacha lang in één houding staat.

3 Sacha ervaart het contact tussen mevrouw Van Zanten en haarzelf als slecht, omdat mevrouw Van Zanten haar vastgrijpt aan haar haren en boos wordt. Sacha kan niet met haar communiceren.

Ellen vraagt of dit inderdaad de problemen zijn van Sacha en of het goed is dat ze morgen met haar meegaan om naar deze problemen tijdens de zorgverlening te kijken. Sacha stemt ermee in en gaat op advies van Ellen naar mevrouw Van Zanten om haar te vertellen dat er morgen twee collega's met haar meekomen om te kijken hoe de verzorging prettiger kan. Ook al reageert mevrouw niet, het geeft haar toch een goed gevoel dat ze zorgvuldig kan zijn naar deze 'zware cliënt'.

Het is nog een hele kunst om problemen fysieke belasting goed te formuleren. Het is belangrijk dat er genoeg concrete informatie in de formulering staat, zonder dat er een waardeoordeel wordt uitgesproken over de cliënt en/of de zorgverlener. Bijvoorbeeld:

- De verplaatsing van rolstoel naar bed is voor collega te zwaar, cliënt kan even staan maar voeten niet verplaatsen. Mevrouw A. weigert gebruik te maken van draaischijf.
- De houding bij het sorteren van kleding in de linnenkamer. De sorteertafel is heel diep, collega's moeten meer dan 50 cm reiken, meer dan 12 keer per uur.
- De werkdruk op woensdagochtend voor de artsenvisite op zaal 4; tijd voor verzorging is met een half uur ingekort.

Liever niet:

- Mevrouw moet uit de rolstoel getild, maar is eigenwijs en wil geen draaischijf. (Waardeoordeel.)
- Collega's buigen voorover bij het sorteren. (Te weinig informatie.)
- Visite zorgt voor hoge werkdruk. (Welke visite en hoe is de werkdruk hoog geworden?)

Het is handig om te beginnen met dat *wat* het probleem veroorzaakt: een verplaatsing, een houding of een psychische last. Daarna vul je de formulering aan met *waardoor* het een probleem is geworden.

Opdracht

Formuleer drie 'problemen fysieke belasting' waar je in je werk mee te maken hebt.

4.4 Stap 2: Bepaal per probleem de vorm(en) van belasting

Omdat klachten kunnen ontstaan door een te hoge belasting ten opzichte van de belastbaarheid van de collega's, is het voor de ergocoach noodzakelijk om te weten waaruit de belasting bestaat van de werkzaamheden in de zorg.

De belasting van de zorgverlener wordt veroorzaakt door:
1 het verplaatsen van zware lasten;
2 langdurig werken in een ongunstige houding;
3 werkdruk en emotionele druk.

Dit noemt men:
a dynamische belasting;
b statische belasting;
c psychische belasting (WHO 1985).

a Dynamische belasting

Dynamische belasting is alle belasting die het lichaam te verduren krijgt door het verplaatsen van dingen en mensen.

Het verplaatsen van een gewicht door middel van trekken, duwen, omrollen, schuiven of optillen wordt gedaan met behulp van het eigen lichaam. Het lichaam van de zorgverlener is daarbij haar instrument. Ook wanneer iemand met een rolstoel of tillift verplaatst wordt, is er sprake van dynamische belasting. Zo is elke verplaatsing dynamische belasting, maar ook het aantrekken van steunkousen levert dynamische belasting op. Er moet namelijk met kracht een kous verplaatst worden over de voet en het been. Iemand ondersteunen geeft ook dynamische belasting. Je ziet daarbij geen beweging, maar met spierkracht wordt voorkomen dat iemand valt; in feite is dit een onzichtbare beweging.

Dynamische belasting komt voor bij cliëntgebonden handelingen, bijvoorbeeld bij het:
1 draaien in bed;
2 zijwaarts verplaatsen in bed;
3 omhoog verplaatsen in bed;
4 van lig tot zit helpen en vice versa;

5   van zit tot staan helpen en vice versa;
6   hogerop in de stoel helpen;
7   begeleiden bij lopen;
8   van de grond helpen opstaan;
9   tillen van kinderen;
10 dragen van kinderen;
11 verplaatsen van cliënten in rolstoel, tillift enzovoort.

Dynamische belasting komt ook voor bij niet-direct-cliëntgebonden handelingen, bijvoorbeeld bij het:
1   manoeuvreren van bedden, hulpmiddelen, etenskarren of waskarren;
2   stofzuigen;
3   dweilen;
4   ramen lappen;
5   wringen;
6   drukken (schrobben, boenen, dweilen);
7   tillen van voorwerpen;
8   dragen van voorwerpen;
9   repeterende handelingen;
10 boodschappen doen.

Praktijkrichtlijnen bij dynamische belasting

Voor alle handelingen die dynamische belasting opleveren, geldt dat ze aan de volgende eisen moeten voldoen:

* niet meer tillen dan 23 kg in ideale omstandigheden;
* niet meer tillen dan 12 kg wanneer de collega vaker dan 12 keer per dag tilt, in ideale omstandigheden;
* niet meer tillen dan 5 kg wanneer de collega zwanger is en tot 6 maanden na de bevalling;
* niet meer trekken/duwen dan 15 kg per hand of 25 kg per twee handen;
* niet meer trekken dan 5 kg wanneer de kracht uit de vingers komt;
* bij manoeuvreren (tilliften, bedden, karren) niet meer dan 20 kg bij het in beweging zetten;
* vanuit de hand niet meer dan 12,5 kg drukken (boenen, schrobben, sealen);
* niet meer dragen dan 15 kg op heuphoogte, niet vaker dan 1 keer per 5 minuten, niet verder dan 90 meter;
* niet handmatig wringen, behalve bij incidenteel gebruik van kleine vaatdoekjes;
* niet langer dan 1 uur per dag repeterende handelingen uitvoeren;
* niet meer dan 4 uur totaal per dag stofzuigen, ramen lappen en/of stoffen en soppen;
* de werkplek moet zó ingericht zijn dat de collega overal goed bij kan komen;
* manoeuvreren met rollend materiaal moet mogelijk zijn zonder eerst andere materialen te moeten verplaatsen;
* manoeuvreren met rollend materiaal moet over gladde en horizontale vloeren;
* bij het manoeuvreren zijn drempels over de gehele transportweg afwezig.

Wanneer je constateert dat bij dynamische belasting deze regels worden overschreden, ga je naar de volgende stap. Bij Stap 3 moet je beoordelen of de praktijkrichtlijn wordt overschreden door toedoen van de collega zelf of door de werkomstandigheden.

b ### Statische belasting

Statische belasting is alle belasting die ontstaat door het te lang aanhouden van een houding die ongunstig is voor het lichaam.

Als ergocoach moet je ongunstige houdingen herkennen en weten dat dergelijke houdingen maar heel kort aangehouden mogen worden.
Belastende houdingen zijn:
1   een gebogen houding;
2   een gedraaide houding;
3   een geknielde/gehurkte houding;
4   combinaties van bovengenoemde houdingen.

Werkomstandigheden die een dergelijke houding in de hand werken zijn:
1   werken aan een te laag of een te hoog werkoppervlak;
2   te ver van je werk af staan;
3   schuin voor je werk staan.

Bekende cliëntgebonden werkzaamheden waarbij veel statische belasting optreedt, zijn:
1   wassen en aankleden van een cliënt op bed;
2   wondverzorging bij een bedlegerige of zittende cliënt;
3   douchen of baden van een cliënt;
4   begeleiding bij eten of drinken;
5   aan- en uittrekken van steunkousen;
6   (ambulant) zwachtelen;
7   verrichten van en assisteren bij operaties;
8   geven van flesvoeding aan baby's;
9   'laag werken' in de kinderopvang en kinderverpleging.

Een aantal niet-cliëntgebonden werkzaamheden met statische belasting is:
1   staan werken in bijvoorbeeld (spoel)keuken of linnenkamer;
2   in- en uitruimen van (af)wasmachines en drogers;
3   uitzetten van medicijnen;
4   werken met een beeldscherm;
5   allerlei schoonmaakwerkzaamheden.

Statische belasting is een sluipend gevaar. Al werkende hebben collega's het niet zo snel in de gaten dat een houding belastend is. Vooral het voorovergebogen staan werken, vaak nog met een verdraaide rug, is belastend. Pas als ze met hun handen in de rug weer recht gaan staan, voelen deze collega's dat hun werkhouding te lang verkeerd was.

Praktijkrichtlijnen bij statische belasting

Voor alle handelingen die statische belasting opleveren, geldt dat ze aan de volgende eisen moeten voldoen:

- niet langer dan 1 minuut met gedraaide romp werken;
- niet langer dan 1 minuut met een meer dan 30 graden voorovergebogen romp werken;
- niet langer dan 1 uur achter elkaar staan, en niet langer dan 4 uur in totaal;
- niet langer dan 30 seconden aaneengesloten en niet langer dan 15 minuten totaal per dag hurken en knielen;
- werkzaamheden onder heuphoogte worden voorkomen;
- werkzaamheden boven schouderhoogte worden voorkomen en mogen nooit langer dan 1 minuut per keer duren;
- niet meer dan 12 keer per uur reiken;
- de werkplek bij beeldschermwerk moet aan ergonomische eisen voldoen;
- beeldschermwerk niet langer dan 2 uur achter elkaar;
- beeldschermwerk niet langer dan in totaal 5 tot 6 uur per dag;
- niet langer dan 2 uur achter elkaar zitten;
- in totaal niet langer dan 5 tot 6 uur per dag zitten.

Wanneer je constateert dat bij statische belasting deze regels worden overschreden, ga je naar de volgende stap. Bij Stap 3 moet je beoordelen of de praktijkrichtlijn wordt overschreden door toedoen van de collega zelf of door de werkomstandigheden.

c
Psychische belasting

Klachten aan het bewegingsapparaat worden door meer factoren beïnvloed dan de lichamelijke belasting alleen. Werken in de zorgverlening betekent dagelijks geconfronteerd worden met lijden, dood, pijn en verdriet. Dit geeft emotionele druk. Het werk is verantwoordelijk en vaak werk je onder grote tijdsdruk. Collega's ervaren werkstress wanneer ze te weinig tijd hebben om goed voor de cliënten te zorgen, wanneer er een tekort aan personeel is, er veel zieke collega's zijn, er een slechte sfeer in een team is of haast is om het werk af te krijgen. Veeleisende cliënten en gebruik van geweld door cliënten zijn enorm belastend. Haast is een van de meest genoemde redenen voor onveilig werken.
Niet alleen de werksituatie levert psychische druk op. Collega's kunnen ook door hun privé-situatie minder belastbaar zijn.

Praktijkrichtlijnen bij psychische belasting

Voor psychische belasting is het niet mogelijk om 'harde' grenzen te stellen. In sommige convenanten is wel opgenomen dat de werkgevers een actief preventief beleid moeten voeren om psychische belasting terug te dringen, met inbegrip van een te hoge werkdruk. In de praktijk komt dit neer op het in kaart brengen van de bronnen van psychische belasting en het maken van een plan van aanpak.

Maar ook zijn er binnen een organisatie vaak afspraken gemaakt over hoe psychische belasting in de praktijk wordt aangepakt. Hierbij kun je denken aan een protocol over hoe wordt omgegaan met agressie op de werkplek, ongewenste intimiteiten of het verwerken van traumatische situaties. Hele eenvoudige afspraken in een team kunnen stressverlagend werken. Bijvoorbeeld de afspraak dat de leidinggevende meteen in gesprek gaat met een cliënt die het gebruik van hulpmiddelen weigert.

Opdracht

Stap 2 in het model leert je om de eerder geformuleerde problemen fysieke belasting in te delen naar vorm van belasting. Het is belangrijk dat je dit leert, omdat er per gevonden vorm van belasting verschillende adviezen mogelijk zijn. Hierna wordt een aantal mogelijke problemen geformuleerd met de vorm van belasting die de collega's daarbij oplopen. De nog niet ingevulde antwoorden vind je op de volgende pagina.

Vul de vorm(en) van belasting in die collega-zorgverleners bij deze problemen oplopen.

Probleem fysieke belasting	Vorm van belasting
1 De verplaatsing van rolstoel naar bed, cliënt kan even staan maar de voeten niet verplaatsen.	1 Dynamische belasting.
2 De houding bij het sorteren van kleding aan een sorteertafel. De collega's moeten meer dan 50 cm reiken, meer dan 12 keer per uur.	2 Statische belasting.
3 De werkdruk op woensdagochtend voor de artsenvisite op zaal 4.	3 Psychische belasting.
4 De voorovergebogen en gedraaide houding bij wondverzorging aan stuit en hiel op bed, langer dan 1 minuut.	4 ....
5 De houding bij beeldschermwerk, de werkplek is niet ergonomisch ingericht.	5 ....
6 De houding bij hulp bij douchen van cliënt in een lage douchestoel.	6 ....
7 Manoeuvreren van etenskar over drempels.	7 ....
8 Cliënt weigert tillift die wel geïndiceerd is.	8 ....
9 Ondersteunen van cliënt die leunt tijdens het lopen.	9 ....
10 Verzorging van cliënt voor wie de taxi buiten staat te wachten.	10 ....
11 Gedraaide houding van collega bij hulp bij eten aan zeer langzaam etende cliënt.	11 ....
12 Gebogen houding van collega bij aantrekken van steunkousen. Er zijn geen hulpmiddelen.	12 ....
13 Houding van collega bij hulp bij douchen. Door strekspasmes glijdt cliënt tijdens douchen steeds van de douchestoel af. Collega houdt tegen.	13 ....
14 Kracht die collega in keuken zet bij het sealen van voedingsmiddelen, zonder hulpmiddel daarvoor.	14 ....

NB. Er zijn bij sommige problemen meerdere antwoorden mogelijk. Noem altijd eerst de meest opvallende.

14 Dynamische belasting.
13 Dynamische belasting én statische belasting én psychische belasting.
12 Statische en dynamische belasting.
11 Statische belasting.
10 Psychische belasting.
9 Dynamische belasting.
dynamische belasting).
8 Psychische belasting (en als de handeling wel wordt uitgevoerd:
7 Dynamische belasting.
6 Statische belasting.
5 Statische belasting.
4 Statische belasting.

Antwoorden

4.5 Stap 3 en Stap 4: Bepaal per vorm van belasting de oorzaak en geef per oorzaak advies

Wanneer je constateert dat een collega klachten heeft als gevolg van dynamische, statische of psychische belasting dan moet je daarna nog verder observeren. Hierbij stel je jezelf de zogenaamde *werker-werk-vraag*. Met deze vraag bekijk je of de belasting veroorzaakt wordt door de collega zelf, omdat zij zich niet houdt aan de Praktijkrichtlijnen, of dat de belasting ontstaat door de werkomstandigheden; deze zijn dan dusdanig dat de collega niet anders kán dan de Praktijkrichtlijnen overschrijden.

Het advies komt pas daarna. Het advies is direct gekoppeld aan de keuze die je hebt gemaakt bij de werker-werk-vraag. Deze bepaalt of je het advies richt aan de collega('s) of dat je advies erop gericht is de werkomstandigheden te verbeteren. Daarom worden Stap 3 en Stap 4 bij elkaar beschreven.

4.6 Werker-werk-vraag bij dynamische belasting

Bij Stap 2 heb je gezien dat dynamische belasting ontstaat door het verplaatsen van mensen en voorwerpen. Het zijn handelingen waarbij je kracht moet zetten om iets of iemand te bewegen. Collega's kunnen klachten krijgen wanneer ze zelf niet werken volgens de Praktijkrichtlijnen óf wanneer het werk volgens de Praktijkrichtlijnen te zwaar is.

Bij deze stap is het belangrijk dat je zeer bewust kiest of het aan de werker ligt of aan het werk. Wanneer het aan de werker ligt, zul je de werker advies of instructie moeten gaan geven. Wanneer het aan het werk ligt, dan zul je de werkomstandigheden moeten (laten) aanpassen. Wanneer je denkt dat het allebei ligt, dan richt je je eerst op de werkomstandigheden. Wanneer de werkomstandigheden goed zijn, kun je pas de werker beoordelen.

> **Maak je keuze. Er is sprake van dynamische belasting.**
> Het ligt aan de werkhouding van de werker — Ga naar 1*
> Het ligt aan de techniek van de werker — Ga naar 2
> Het ligt aan het contact tussen de cliënt en de werker — Ga naar 3
> Het ligt aan de werkorganisatie — Ga naar 4*
> Het ligt aan de werkplek — Ga naar 5*
> Er is geen/geen goed hulpmiddel — Ga naar 6*

*De indeling 'Werkhouding, werkorganisatie, werkplek, hulpmiddel' is ontleend aan 'Herwaardering model belasting-belastbaarheid' (3).

1 Dynamische belasting – Oorzaak: werker; werkhouding

De collega krijgt klachten wanneer de houding van waaruit de handeling verricht wordt niet goed is, terwijl de werkomstandigheden wel goed zijn. Zij staat bijvoorbeeld te ver van haar last, waardoor deze zwaarder wordt dan nodig.

Mogelijke oorzaken
- De collega staat niet in balans.
- De kleding of het schoeisel belemmert een goede balans.
- De werkhoogte is niet goed voor deze verplaatsing ingesteld.
- De werkruimte is voor deze verplaatsing niet goed ingericht door de collega.
- De last wordt niet dicht genoeg bij het lichaam gehouden (gebogen).
- De collega plaatst haar lichaam niet recht voor de last (gedraaid).
- De last is niet gelijk verdeeld over beide armen.
- De voeten staan niet in de richting van de beweging.
- De collega ondersteunt zich niet met een hand of de bovenbenen tegen een steunvlak.

Advies
Houdingsadvies en instructie aan de werker om bovengenoemde situaties te verbeteren.

Over deze lijst en de juiste houding bij het verplaatsen van lasten kun je meer lezen in hoofdstuk 5.

2 Dynamische belasting – Oorzaak: werker; techniek

De collega krijgt klachten wanneer de techniek die gebruikt wordt voor de handeling niet goed is, terwijl de werkomstandigheden wel goed zijn. Zij helpt bijvoorbeeld een cliënt uit bed met de verkeerde techniek, waardoor deze niet mee kan werken. De handeling komt hierdoor boven de norm uit van de Praktijkrichtlijnen. Maar dit is niet het geval wanneer wel de techniek wordt gebruikt die in het protocol is afgesproken.

Mogelijke oorzaken
- De collega heeft geen scholing gehad in de verplaatsingen van het protocol.
- De collega werkt niet volgens protocol en hoort dit wel te doen.
- De collega weet van tevoren niet hoe de verplaatsing eruit gaat zien.
- De collega verricht niet de juiste voorbereidende handelingen.
- De collega gebruikt niet voldoende ruimte om de techniek uit te voeren.
- De uitvoering van de handeling klopt niet met de bedoelde techniek.
- De uitvoering van de handeling klopt niet met de eigen beweging van de cliënt.
- De collega houdt de cliënt/last niet op de juiste plaats vast.
- De collega staat niet op de juiste plaats.
- De verplaatsing wordt niet in de juiste richting uitgevoerd.
- De collega maakt geen gebruik van haar eigen lichaamsgewicht door middel van gewichtsverplaatsing.
- De collega maakt geen gebruik van het gewicht van de cliënt.
- De collega maakt geen gebruik van de hefboomfunctie waar dat wel hoort.
- De collega maakt geen gebruik van de koppelfunctie waar dat wel hoort.

Advies
Een technisch advies en instructie aan de werker om bovengenoemde situaties te verbeteren.

Over deze lijst en de techniek van het verplaatsen kun je meer lezen in hoofdstuk 5.

3 Dynamische belasting – Oorzaak: werker; contact

De collega krijgt klachten wanneer er geen of onvoldoende contact is met de cliënt. Ze zet bijvoorbeeld al een beweging in, zonder dat de cliënt de gelegenheid krijgt om zelf iets te doen. Daardoor neemt ze de handeling meer dan nodig over van de cliënt en draagt ze een onnodige last. Een ander voorbeeld is het tillen van een kind in een hoge stoel die daar met begeleiding ook zelf in kan klimmen.
Het lijkt of contact alleen van belang is bij het verplaatsen van cliënten. Dat is echter niet zo. Soms zie je iemand klakkeloos een voorwerp verplaatsen zonder eerst af te tasten wat de kenmerken van dat voorwerp zijn. Een goed voorbeeld hiervan is de schok die je lichaam krijgt wanneer je iets optilt dat veel lichter of zwaarder is dan je denkt. Je had dit kunnen voorkomen door er eerst eens tegenaan te duwen.

Mogelijke oorzaken
- De collega beoordeelt het gewicht van het voorwerp niet alvorens het te tillen.
- De collega onderzoekt niet hoe het voorwerp het lichtst verplaatst kan worden.
- Er is geen of onvoldoende contact tussen de collega en de cliënt tijdens het naderen.
- De collega handelt niet-respectvol in de intieme ruimte van de cliënt.
- De cliënt gedraagt zich niet-respectvol in de intieme ruimte van de collega.
- De collega laat de cliënt onvoldoende ruimte om de beweging uit te voeren.
- De cliënt wordt verbaal onvoldoende uitgenodigd tot bewegen.
- De collega formuleert de vraag aan de cliënt niet goed.

- De cliënt wordt lichamelijk onvoldoende uitgenodigd tot bewegen.
- De wijze van vasthouden door de collega is dusdanig dat de cliënt onvoldoende bewegingsvrijheid heeft.
- De collega geeft niet de juiste impuls:
  - ze geeft geen/onvoldoende druk op het juiste aanrakingspunt;
  - ze maakt zelf geen goede beweging;
  - ze beweegt zelf niet in de juiste richting.
- De collega wacht na de impuls niet op de beweging van de cliënt.
- De collega gaat niet mee in de beweging van de cliënt.
- De beweging wordt niet uitgevoerd in het tempo van de cliënt.
- De collega voert de verplaatsing niet uit met haar gehele lichaam, maar alleen met haar handen en armen (manipuleren).
- De collega heeft geen geduld.

Advies
Advies en instructie aan de werker betreffende het contact met de cliënt en/of het voorwerp om bovengenoemde situaties te verbeteren.

Over deze lijst en over contact bij het verplaatsen kun je meer lezen in hoofdstuk 5.

4   Dynamische belasting – Oorzaak: werk; organisatie

De collega krijgt klachten wanneer er iets fout is in de organisatie van het werk. Zij heeft bijvoorbeeld te weinig tijd om haar taken uit te voeren. Tijdsdruk, met haast als gevolg, is een bekende reden waardoor zorgverleners verplaatsingen niet volgens de regels uitvoeren en last krijgen van dynamische belasting.
Een andere reden waardoor collega's klachten kunnen krijgen, is een teveel aan taken of taken die voor hen te makkelijk of te moeilijk zijn. Ook de zogenaamde 'repeterende handelingen' kunnen klachten opleveren. 'Repeterende handelingen' is werk waarbij je snel achter elkaar steeds dezelfde handelingen moet herhalen. Dit komt vooral voor bij niet-direct-cliëntgebonden werk.

Praktijkrichtlijnen
- Niet langer dan 1 uur per dag repeterende handelingen uitvoeren.
- Niet meer dan 4 uur totaal per dag stofzuigen, ramen lappen en/of stoffen en soppen.

Advies
Een verandering van de werkorganisatie in tijd, druk en/of taken.

In dergelijke situaties behoeft de collega geen instructie, maar dient het werk te worden aangepast.

5 Dynamische belasting – Oorzaak: werk; werkplek

De collega krijgt klachten wanneer de inrichting van de werkplek de verplaatsing onnodig zwaar maakt. Niet alleen het werken op een vaste plaats levert problemen op, ook het manoeuvreren met tilliften, karren, bedden enzovoort.

Wanneer de werkplek van de collega tevens de woonsituatie van de cliënt is, dan is de ruimte meestal niet op werken ingesteld. Cliënten hebben dan vaak van alles om hun bed en in hun kamer staan. In organisaties kunnen de bedden te dicht op elkaar staan, kunnen wasbakken in de weg zitten, en kunnen recreatieruimtes overvol staan met stoelen en tafels.

Praktijkrichtlijnen
- De werkplek moet zó ingericht zijn dat je overal goed bij kunt komen.
- Voor verplaatsingen van cliënten is circa 1,5 meter ruimte rondom nodig.
- Manoeuvreren met rollend materiaal moet mogelijk zijn zonder eerst andere materialen te moeten verplaatsen.[1]
- Manoeuvreren met rollend materiaal moet over gladde, harde en horizontale vloeren.[1]
- Bij het manoeuvreren zijn drempels over de gehele transportweg afwezig.

Advies
Een verandering van de (inrichting van de) werkplek.

Wanneer de inrichting van de werkplek niet veranderd kan worden, moet gekozen worden voor een andere werkplek. Bijvoorbeeld wel douchen in de badkamer, maar afdrogen en aankleden op hoog-laag-bed. Of cliënt (tijdelijk) verplegen op de ziekenzaal in plaats van in de eigen kamer.

In dergelijke gevallen behoeft de collega geen instructie, maar dient het werk te worden aangepast.

Wanneer zich nieuwbouw of een verbouwing aandient, dan is het van groot belang dat de juiste maten voor werkruimte gehanteerd worden. Hierover kun je lezen in het werkboek 'Ruimte voor gezond werk in de ouderenzorg' (9) of in de diverse werkpakketten fysieke belasting die voor elke zorgverlener beschikbaar zijn.

6 Dynamische belasting – Oorzaak: werk; hulpmiddel

De collega krijgt klachten wanneer de verplaatsing te zwaar is om zonder (een goed) hulpmiddel te verrichten. Wanneer is een verplaatsing te zwaar?
Volgens de Praktijkrichtlijnen is een verplaatsing te zwaar wanneer de te verplaatsen last boven de volgende gewichten/tijden komt.

[1] Bron: 'De zes karvragen'.

Praktijkrichtlijnen
- Niet meer tillen dan 23 kg in ideale omstandigheden.
- Niet meer tillen dan 12 kg wanneer je vaker dan 12 keer per dag tilt, in ideale omstandigheden.
- Niet meer tillen dan 5 kg wanneer de collega zwanger is en tot 3 maanden na de bevalling.
- Niet meer trekken/duwen dan 15 kg per hand of 25 kg per twee handen.
- Niet meer trekken dan 5 kg wanneer de kracht uit de vingers komt.
- Bij manoeuvreren (tilliften/bedden/karren) niet meer dan 20 kg bij het in beweging zetten.
- Vanuit de hand niet meer dan 12,5 kg drukken (boenen, schrobben, sealen).
- Niet meer dragen dan 15 kg op heuphoogte, niet vaker dan 1 keer per 5 minuten, niet verder dan 90 meter.
- Niet handmatig wringen, behalve bij incidenteel gebruik van kleine vaatdoekjes.

Voor te manouevreren hulpmiddelen gelden de 'zes karvragen':

1 Heeft het object goede en soepel lopende wielen?
2 Hebben de wielen een doorsnede van 12 cm of meer?
3 Is het totaalgewicht van het object lager dan 300 kg?
4 Kan overal over gladde, harde en horizontale vloeren gereden worden?
5 Zijn gedurende de gehele transportweg drempels afwezig?
6 Zitten er handvatten of goede duwplaatsen op een juiste (instelbare) hoogte? (De juiste hoogte verschilt per persoon, maar deze ligt voor duwen meestal tussen de 100 en 150 cm, voor trekken iets lager.)

Uit : 'Rugboekje; Praktijkrichtlijnen om je rug te beschermen' (2)

In de praktijk betekent het dat als de zorgverlener op alle karvragen 'ja' kan antwoorden, aan de Praktijkrichtlijn voor duwen en trekken is voldaan.

Wanneer een handeling boven een van deze normen komt, dan moet een hulpmiddel worden ingezet.

Pas op! Bij het inzetten van hulpmiddelen moet altijd eerst beoordeeld worden of de werkruimte geschikt is. Het kan ook zijn dat er al hulpmiddelen zijn, maar dat deze niet (meer) geschikt zijn. Het kan zijn dat de bewegingsmogelijkheden van de cliënt een nieuw hulpmiddel rechtvaardigen. Maar ook kunnen hulpmiddelen versleten zijn of slecht onderhouden. Bijvoorbeeld aan- en uittrekhulpmidelen voor steunkousen waarvan de gladde toplaag is afgesleten.

Of een hulpmiddel nog past bij de bewegingsmogelijkheden van de cliënt kun je toetsen met behulp van 'het hulpmiddelenboekje voor zorgverleners' van het project Goed Gebruik (8).

Advies
Het inzetten dan wel veranderen van hulpmiddelen.

In dergelijke gevallen behoeft de collega geen instructie, maar dient het werk te worden aangepast. Alleen wanneer het nieuwe hulpmiddel onbekend is bij de collega wordt in aanvulling op het advies nog instructie gegeven over het gebruik van het hulpmiddel.

Voorbeeld

Ellen en Peter gaan de volgende dag mee met Sacha. Sacha voert de zorg precies zo uit als ze gewend is. Ellen en Peter hebben vooraf toestemming gevraagd aan mevrouw Van Zanten om te mogen kijken. Ze hebben haar kort uitgelegd dat de zorg door sommige collega's als zwaar wordt ervaren en dat ze komen kijken of het voor iedereen (ook voor mevrouw Van Zanten zelf) lichter kan. Daarna laten ze Sacha het werk doen. Op het moment dat Sacha aan de verplaatsing wil beginnen, vraagt Ellen of ze eerst wil vertellen wat ze gaat doen. Sacha zegt dat ze van plan is om mevrouw Van Zanten in haar armen te nemen en op te tillen, zoals ze het heeft gezien van haar begeleidster. Omdat deze handeling in strijd is met het verplaatsingsbeleid van de organisatie en omdat Sacha hier de vorige keer klachten door kreeg, grijpt Ellen nu in en zegt dat ze die verplaatsing zo niet mag doen. Hoe goed Sacha de techniek ook zou beheersen, ze zou altijd boven de Praktijkrichtlijnen (23 kg in ideale omstandigheden) uitkomen. Voor Sacha is het een opluchting dat het niet aan haar ligt, maar hoe kan het dan wel?

Er is in deze situatie maar één oplossing mogelijk en dat is: de passieve tillift. De verplaatsing met twee personen uitvoeren is geen optie, omdat er dan altijd één zorgverlener in een ongunstige houding komt te staan. Bovendien is een dergelijke techniek vaak onprettig voor de cliënt.

Ellen legt later uit aan Peter hoe zij tot dit advies is gekomen.

Het verplaatsingsprobleem was: 'de verplaatsing van bed naar rol-/douchestoel en weer terug, mevrouw heeft onvoldoende rompbalans, kan geen steun op de benen nemen en weegt 38 kg'.

Dit probleem levert de collega's een te hoge dynamische belasting op. De werker-werk-vraag beantwoordt ze met: werk; hulpmiddel. De verplaatsing levert meer dan 23 kg belasting op omdat mevrouw Van Zanten geheel niet meer op haar benen kan steunen. Het advies richt zich op het verminderen van de last door middel van het gebruik van een passieve tillift.

4.7   Werker-werk-vraag bij statische belasting

Bij Stap 2 heb je gezien dat statische belasting ontstaat door het te lang aanhouden van een houding die ongunstig is voor het lichaam.

Collega's kunnen klachten krijgen omdat ze zelf de Praktijkrichtlijnen overschrijden. Dit is zo wanneer ze zonder reden van buitenaf een ongunstige houding te lang aanhouden. Dit heeft te maken met onoplettendheid. In deze gevallen zul je de werker zelf advies en/of instructie moeten geven.

In andere situaties wordt de werker gedwongen om te lang in een ongunstige houding te werken. Dit komt dan door de aard van het werk. In deze gevallen zul je de werkomstandigheden moeten (laten) aanpassen.

Belangrijk bij deze stap is dat je zeer bewust kiest of het aan de werker ligt of aan het werk.

Wanneer het aan de werker ligt, zul je de werker advies of instructie moeten gaan geven. Wanneer het aan het werk ligt, zul je de werkomstandigheden moeten (laten) aanpassen.

Wanneer je denkt dat het aan allebei ligt, dan richt je je eerst op de werkomstandigheden. Pas wanneer de werkomstandigheden goed zijn, kun je de werker beoordelen.

Maak je keuze. Er is sprake van statische belasting.

Het ligt aan de werkhouding van de werker	Ga naar I
Het ligt aan de werkorganisatie	Ga naar II
Het ligt aan de werkplek	Ga naar III
Er is geen/geen goed hulpmiddel	Ga naar IV

I   Statische belasting – Oorzaak: werker; werkhouding

De collega krijgt klachten omdat zij zonder reden van buitenaf te lang in een ongunstige houding werkt.

Een voorbeeld hiervan is de situatie waarin er wel een in hoogte verstelbaar werkoppervlak aanwezig is, maar dat deze niet gebruikt wordt. Een ander voorbeeld is dat de collega zichzelf niet recht voor en zo dicht mogelijk bij haar werk plaatst. Hierdoor ontstaan ongunstige houdingen die niet nodig zijn.

Bij alle hierna genoemde oorzaken zijn de omstandigheden wel goed, maar maakt de betreffende collega geen gebruik van de mogelijkheden.

Mogelijke oorzaken
- Er wordt langer dan 1 minuut met gedraaide romp gewerkt.
- Er wordt langer dan 1 minuut met een meer dan 30 graden voorovergebogen romp gewerkt.
- De collega staat langer dan 1 uur achter elkaar en/of langer dan 4 uur in totaal.

- De collega hurkt en knielt langer dan 30 seconden aaneengesloten en langer dan 15 minuten totaal per dag.
- De werkzaamheden vinden plaats onder heuphoogte.
- De werkzaamheden vinden plaats boven schouderhoogte en duren langer dan 1 minuut per keer.
- Er wordt meer dan 12 keer per uur gereikt.
- De werkplek bij beeldschermwerk voldoet wel aan ergonomische eisen maar de collega gebruikt de mogelijkheden niet.
- Het beeldschermwerk duurt langer dan 2 uur achter elkaar.
- Het beeldschermwerk duurt langer dan in totaal 5 tot 6 uur per dag.
- De collega zit langer dan 2 uur achter elkaar.
- De collega zit in totaal langer dan 5 tot 6 uur per dag.

Advies
Houdingsadvies aan de collega om de hiervoor genoemde situaties te verbeteren.

II Statische belasting – Oorzaak: werk; werkorganisatie

De collega krijgt klachten omdat het werk zo is georganiseerd dat daardoor statische overbelasting ontstaat.
Een voorbeeld hiervan is een team in de thuiszorg waarbij altijd één collega alle cliënten met steunkousen 'doet'. Een ander voorbeeld is een beeldschermwerker met te veel taken, waardoor pauzes worden overgeslagen en zij te lang achter elkaar zit.

Mogelijke oorzaken
- Er wordt langer dan 1 minuut met gedraaide romp gewerkt.
- Er wordt langer dan 1 minuut met een meer dan 30 graden voorovergebogen romp gewerkt.
- De collega staat langer dan 1 uur achter elkaar en/of langer dan 4 uur in totaal.
- De collega hurkt en knielt langer dan 30 seconden aaneengesloten en langer dan 15 minuten totaal per dag.
- De werkzaamheden vinden plaats onder heuphoogte.
- De werkzaamheden vinden plaats boven schouderhoogte en duren langer dan 1 minuut per keer.
- Er wordt meer dan 12 keer per uur gereikt.
- Het beeldschermwerk duurt langer dan 2 uur achter elkaar.
- Het beeldschermwerk duurt langer dan in totaal 5 tot 6 uur per dag.
- De collega zit langer dan 2 uur achter elkaar.
- De collega zit in totaal langer dan 5 tot 6 uur per dag.

Advies
Een verandering van de werkorganisatie in tijd, druk en/of taken.

In dergelijke situaties behoeft de collega geen instructie, maar dient het werk te worden aangepast.

III   Statische belasting – Oorzaak: werk; werkplek

De collega krijgt klachten omdat de werkplek zo is ingericht dat er statische overbelasting ontstaat.

Er ligt bijvoorbeeld van alles onder het bed. Het gevolg is dat de collega haar voeten niet ver genoeg onder het bed kan plaatsen. Hierdoor staat ze te ver van haar werk af.

Andere voorbeelden: een niet-ergonomisch ingerichte werkplek op de linnenkamer, een (af)wasmachine die laag staat en vele malen per dag in- en uitgeladen moet worden.

Mogelijke oorzaken
- Er wordt langer dan 1 minuut met gedraaide romp gewerkt.
- Er wordt langer dan 1 minuut met een meer dan 30 graden voorovergebogen romp gewerkt.
- De werkzaamheden vinden plaats onder heuphoogte.
- De werkzaamheden vinden plaats boven schouderhoogte en duren langer dan 1 minuut per keer.
- Er wordt meer dan 12 keer per uur gereikt.
- De werkplek bij beeldschermwerk voldoet niet aan ergonomische eisen.

Advies
Een verandering van de (inrichting van de) werkplek.

In dergelijke situaties behoeft de collega geen instructie, maar dient het werk te worden aangepast.

IV   Statische belasting – Oorzaak: werk; hulpmiddel

De collega krijgt klachten omdat er geen of geen goede hulpmiddelen zijn om statische overbelasting te voorkomen.

Er is bijvoorbeeld geen stasteun aanwezig voor werk waarbij een collega lang moet staan. Op een kinderdagverblijf is nog niets aanwezig om 'hoog' te kunnen werken. Voor het ramen lappen is geen trap aanwezig en ook geen verstelbare stelen. De stofzuigerslang is te kort. Er is geen wondverzorgingskrukje voor wondverzorging aan een hiel op bed. Een cliënt wordt gedoucht op een douchestoel aan de muur in plaats van op een in hoogte verstelbare douchestoel. Enzovoort.

Mogelijke oorzaken
- Er wordt langer dan 1 minuut met gedraaide romp gewerkt.
- Er wordt langer dan 1 minuut met een meer dan 30 graden voorovergebogen romp gewerkt.
- De collega staat langer dan 1 uur achter elkaar en/of langer dan 4 uur in totaal.
- De collega hurkt en knielt langer dan 30 seconden aaneengesloten en langer dan 15 minuten totaal per dag.
- De werkzaamheden vinden plaats onder heuphoogte.

- De werkzaamheden vinden plaats boven schouderhoogte en duren langer dan 1 minuut per keer.
- Er wordt meer dan 12 keer per uur gereikt.

Advies
Het inzetten dan wel veranderen van hulpmiddelen.

In dergelijke situaties behoeft de collega geen instructie, maar dient het werk te worden aangepast.

Voorbeeld

Het tweede probleem dat Ellen had geformuleerd voor Sacha was: 'de verzorging op bed van mevrouw omdat Sacha te lang in één houding staat'.

Ellen heeft gezien dat Sacha gedurende de hele tijd van de verzorging op één plaats aan het bed blijft staan. Deze plaats is bij het middel van mevrouw Van Zanten. Vanaf die plaats kun je overal goed bij, zowel bij het hoofd van de cliënt als bij de voeten. Sacha zet zichzelf vast tegen de rand van het bed, dat wel op een goede hoogte is gezet. Op zich ontlast haar dat enigszins, maar alle handelingen die aan de benen of aan het hoofd worden verricht, vereisen van haar een gedraaide en gebogen houding. Door het zware karakter van deze verzorging duren deze houdingen ook nog eens heel erg lang. Volgens de Praktijkrichtlijnen mag je niet langer dan 1 minuut met een gedraaide romp werken en niet langer dan 1 minuut met een meer dan 30 graden voorovergebogen romp werken. Dit is wel het geval. Beter zou het zijn wanneer Sacha steeds haar lichaam zou verplaatsen. Het is het beste wanneer 'de voeten daar zijn waar de handen zijn'. Dat wil zeggen dat de zorgverlener steeds daar gaat staan waar de handeling wordt verricht. Voor een goede houding is het 'voetenwerk' van belang. Sacha zou dan wel zo dicht mogelijk bij haar werk staan, niet gebogen en niet gedraaid.

Ellen geeft Sacha het advies om meer te bewegen aan het bed en om zichzelf niet vast te zetten op één plek.

Ellen legt later aan Peter uit hoe ze tot dit advies is gekomen.

Het probleem was: 'tijdens de verzorging op bed moet Sacha lang in één houding staan'.

Dit probleem levert de collega een te hoge statische belasting op. Op de werker-werk-vraag of de collega zelf in een verkeerde houding werkt of dat de inrichting van de werkplek een verkeerde houding veroorzaakt, is het antwoord dat de collega zelf in een verkeerde houding werkt. Het advies is een houdingsadvies. In dit geval is het houdingsadvies steeds daar te gaan staan waar de handeling verricht moet worden, om een gedraaide en gebogen rug te voorkomen. Het lichaam blijft in beweging in plaats van dat het wordt vastgezet in één houding gedurende een langere tijd.

4.8 De werker-werk-vraag bij psychische belasting

Bij Stap 2 heb je gezien dat psychische belasting ontstaat door werkdruk en emotionele druk. Dat zijn omstandigheden waardoor de belastbaarheid van de collega afneemt.

Collega's kunnen klachten krijgen omdat hun belastbaarheid laag is door hun eigen werkopvatting of door privé-omstandigheden. In deze gevallen zal de werker zelf iets moeten veranderen.

In andere situaties ontstaat de druk van buitenaf. Door spanningen, zoals door geweld op de werkplek of door een te hoge werkdruk ontstaat stress. In deze gevallen zal er iets op het werk moeten veranderen.

Belangrijk bij deze stap is dat je zeer bewust kiest of het aan de werker ligt of aan het werk.

Wanneer het aan de werker ligt, zul je de werker advies of instructie moeten gaan geven. Wanneer het aan het werk ligt, zul je de werkomstandigheden moeten (laten) aanpassen.

Wanneer je denkt dat het aan allebei ligt, dan richt je je eerst op de werkomstandigheden. Pas wanneer de werkomstandigheden goed zijn, kun je de werker beoordelen.

Voor psychische belasting zijn geen Praktijkrichtlijnen opgesteld.

Maak je keuze. Er is sprake van psychische belasting.

Het ligt aan de werkopvatting/ervaring van de werker	Ga naar A
Het ligt aan de privé-omstandigheden van de werker	Ga naar B
Het ligt aan de werkorganisatie	Ga naar C
Het ligt aan de werkplek	Ga naar D
Er is geen/geen goed hulpmiddel	Ga naar E

A Psychische belasting – Oorzaak: werker; werkopvatting, ervaring

De collega krijgt klachten omdat zij het werk zelf te zwaar opneemt. Ze neemt bijvoorbeeld te veel taken op zich of is te perfectionistisch. Anderszijds kan juist een gebrek aan kennis of ervaring tot stress leiden. Dit gebeurt wanneer bijvoorbeeld een herintreedster met allerlei nieuwe ontwikkelingen wordt geconfronteerd.

Advies
Begeleiding van de collega.

In situaties waarin psychische overbelasting ontstaat door de werkopvatting of door het werkniveau van de collega, wordt de collega zelf begeleid. Het werk hoeft niet te veranderen. Háár werk kan wel veranderen.

B ## Psychische belasting – Oorzaak: werker; privé-omstandigheden

De collega krijgt klachten omdat door haar privé-omstandigheden haar belastbaarheid in het werk afneemt. Zij moet bijvoorbeeld werk combineren met de zorg voor kinderen of ouderen thuis. Verder kunnen er privé-spanningen zijn. Klachten aan het bewegingsapparaat komen vaak voor op dagen dat het allemaal al te veel is.

Advies
Begeleiding van de collega.

In alle situaties waarin psychische overbelasting ontstaat door de privé-omstandigheden van de collega, wordt de collega zelf begeleid. Het werk hoeft niet te veranderen. Háár werk kan wel veranderen.

C ## Psychische belasting – Oorzaak: werk; werkorganisatie

De collega krijgt klachten omdat het werk zo is georganiseerd dat het een te hoge werkdruk en/of emotionele druk geeft.
Een voorbeeld hiervan is een teveel aan cliënten die verzorgd moeten worden in een te korte tijd. Soms zijn de werkzaamheden verkeerd gepland, of moet de zorg gegeven worden vlak voordat de cliënt opgehaald wordt voor dagbehandeling. In andere gevallen kloppen werkroosters niet en zijn er de ene dag te veel en de andere dag te weinig collega's.

Advies
Een verandering van de werkorganisatie in tijd, druk en/of taken.

In dergelijke situaties behoeft de collega geen begeleiding, maar dient het werk te worden aangepast.

D ## Psychische belasting – Oorzaak: werk; werkplek

De collega krijgt klachten omdat de werkplek zo is ingericht dat deze een te hoge werkdruk en/of emotionele druk geeft. Bijvoorbeeld de ruimte waar pauze gehouden wordt, is ook de ruimte waar continu de telefoon gaat, waar bellen afgaan en waar iedereen in- en uitloopt om in dossiers te kijken.
Een ander voorbeeld is moeten werken in een veel te hete ruimte, een ruimte met veel lawaai of een ruimte waar het vreselijk vies is.
In de thuiszorg kan de collega te maken krijgen met cliënten die weigeren de werkplek aan te passen. Soms wordt een werkplek als onveilig ervaren, bijvoorbeeld in een nachtdienst, bij cliënten die een enge hond hebben of bij cliënten die porno aan de muur hebben.

Advies
Een verandering van de (inrichting van de) werkplek.

In dergelijke situaties behoeft de collega geen begeleiding, maar dient het werk te worden aangepast.

E   **Psychische belasting – Oorzaak: werk; hulpmiddel**

De collega krijgt klachten omdat er geen of geen goede hulpmiddelen zijn. Een voorbeeld hiervan is een computersysteem dat niet functioneert. Een ander voorbeeld is de cliënt die het gebruik van de nodige hulpmiddelen weigert. Ook het niet-aanwezig zijn van goede werkprotocollen kan aanleiding zijn tot psychische overbelasting, omdat er geen eenheid is in de werkwijze van de teamleden.

Advies
Het inzetten dan wel veranderen van hulpmiddelen.

In dergelijke situaties behoeft de collega geen begeleiding, maar dient het werk te worden aangepast.

Voorbeeld

Het derde probleem van Sacha was: 'het slechte contact tussen mevrouw Van Zanten en Sacha'.

Sacha kan niet communiceren met mevrouw Van Zanten, die haar ook nog eens bij haar haren grijpt en haar boos aankijkt tijdens de verzorging. Sacha kijkt vol bewondering naar haar meer ervaren collega's die alles zo gemakkelijk lijken te doen.

Ellen constateert dat het voor Sacha nog gewoon te vroeg is om deze zorg in haar eentje te doen. Wanneer je mevrouw Van Zanten anders benadert, wordt ze niet boos en om te voorkomen dat mevrouw Van Zanten de zorgverleners bij de haren grijpt, geven ze haar een zacht washandje in haar handen. Ellen spreekt met Sacha af dat ze mevrouw Van Zanten voorlopig niet alleen verzorgt, maar samen met een meer ervaren collega. Verder biedt Ellen haar 'training op de werkplek' aan. Aan Peter legt Ellen uit hoe ze tot dit advies is gekomen.

Het probleem was: 'slecht contact tijdens de verzorging tussen mevrouw Van Zanten en Sacha'.

Dit probleem leverde bij Sacha een te hoge psychische belasting op. De werker-werk-vraag of de overbelasting veroorzaakt werd door een te lage belastbaarheid van Sacha of een te hoge emotionele druk door het werk, beantwoordde Ellen met: een te lage belastbaarheid van Sacha door haar onervarenheid in deze situatie. Het is duidelijk dat het contact kan verbeteren door een andere benaderingswijze van mevrouw Van Zanten. Het team is nalatig geweest tijdens de inwerkperiode van Sacha. Zij heeft nog meer begeleiding nodig. Ze is tenslotte nog leerling. Ook voor mevrouw Van Zanten is dat van belang.

4.9 Nogmaals Stap 4: Geef per oorzaak je advies

Hiervoor zijn we al bezig geweest met de adviezen. Zoals je gemerkt hebt, zijn deze adviezen direct verbonden geweest aan het geformuleerde probleem, de vorm van belasting en de oorzaak (werker of werk).

In het komende deel van dit hoofdstuk kun je tal van voorbeelden lezen. Er is onderscheid gemaakt tussen interventie en preventie en tussen gevraagd en ongevraagd advies.

Adviseren aan de hand van het model

Een van de meest gemaakte fouten door ergocoaches is het 'lukraak' adviseren. Het adviseren vanuit ervaring zonder een stappenplan te volgen. Het kan natuurlijk best zijn dat je meteen weet wat de oplossing moet zijn en dat het ook de juiste oplossing is. Het probleem echter is dat je daarmee de gedachtegang achter je advies niet kunt overdragen.

Dat overdragen van de reden van jouw advies is belangrijk. Waarom?

1 Collega's krijgen inzicht in hun probleem en worden 'wijzer'. Meer kennis voor je collega's is belangrijk. Het team kan problemen voorzien en eerder oplossen.
2 Je kunt naar cliënten en leidinggevenden toe je advies onderbouwen en zo nodig verdedigen.
3 Je wordt een gelijkwaardig gesprekspartner op het gebied van beleid fysieke belasting.
4 Je kunt van gedachten wisselen met collega-ergocoaches. Je kunt jouw standpunt onderbouwen.
5 Wanneer je stopt met het ergocoach-werk kun je je kennis overdragen. Met lukraak adviseren kun je dat niet. Dan is jouw kennis alleen ervaringsgebonden.

Adviseren: preventie en interventie

Bij adviseren denk je al snel aan situaties waarin je hulp wordt gevraagd omdat er een probleem is. Je moet ingrijpen: interventie. Maar een ergocoach moet ook adviseren om fysieke klachten bij collega's te voorkomen: preventie. Hoe je dat moet doen is in het begin voor iedere ergocoach lastig. Waar moet je beginnen?

Zoals je in het model hebt gezien, ontstaan klachten aan het bewegingsapparaat als de belasting die het werk oplevert hoger is dan de belastbaarheid. Daarom begint preventie met het zo hoog mogelijk houden van die belastbaarheid.

Jouw eigen belastbaarheid, je kunt ook zeggen 'conditie', houd je op peil door te sporten, goed te eten, goed te rusten en te ontspannen en verder door een heleboel 'niet/weinig': niet/weinig alcohol, sigaretten, suiker, vet, enzovoort. Maar dit zijn natuurlijk privé-keuzes. Je kunt ze niet voorschrijven aan je teamgenoten. Wat je wel kunt doen, is op zijn minst overdragen dat verantwoord sporten bijdraagt aan het voorkomen van klachten. Bij de werkgever kun je aandringen op bijvoorbeeld werknemerskorting bij een sportschool in de buurt. Verder kun je erop letten of pauzes echt benut worden om te ontspannen. Soms gaat die tijd op aan overdracht of telefoontjes of heerst er in een team een 'moppersfeer' waardoor pauzes stressvol kunnen zijn.

Wanneer je het ook tot je taak rekent om de belastbaarheid van je team op peil te houden, ga je vanzelf dingen zien en aanpakken om op deze manier aan preventie te werken.

Naast het hoog houden van de belastbaarheid van je team bestaat de mogelijkheid om de belasting, veroorzaakt door de werkzaamheden, binnen grenzen te houden. Daarvoor gaan we per vorm van belasting kijken wat je als ergocoach kunt doen.

In de praktijk geef je de ene keer gevraagd, de andere keer ongevraagd advies. Om hierin inzicht te geven staat het bij de voorbeelden steeds vermeld of een advies preventie of een interventie betreft en ook of dit advies gevraagd dan wel ongevraagd is gegeven.

Adviseren: Dynamische belasting

Advies aan de werker

Wanneer een te verplaatsen last op zich niet boven de normen komt van de Praktijkrichtlijnen en een of meer collega's ervaren dat een verplaatsing zwaar gaat, dan zullen hun vaardigheden op het gebied van verplaatsen verbeterd moeten worden. Want, het is al eerder gezegd, een last kun je pas eerlijk beoordelen wanneer je de verplaatsing goed uitvoert.

Verplaatsingsvaardigheden bestaan uit een combinatie van goede communicatie met de cliënt, een goede houding en een goede techniek (hoofdstuk 5). Het kan zijn dat collega's vanuit een verkeerde houding een verplaatsing starten. De gekozen techniek kan verkeerd zijn. Of de bewegingsmogelijkheden van de cliënt worden niet benut. Soms zie je wel waar het aan ligt en dan kun je dat met je collega's bespreken.

Het is echter niet jouw taak om collega's op dit gebied te onderwijzen. Dat is een ander beroep (docent verplaatsingen) en vereist een andere opleiding. Wat je wel kunt doen is – in aanvulling op de scholing die collega's krijgen – samen met hen oefenen en technieken uitproberen. Hierbij benadruk je het samen onderzoeken. Je bent niet de deskundige, dat ben je samen. Je bent wel degene die zo'n oefenuurtje organiseert. Meestal is het moeilijk om mensen op dit gebied aan het werk te krijgen (ze zijn onwennig om zo met elkaar om te gaan) maar na afloop zeggen de meesten: 'Dit moeten we vaker doen.'

Soms hoort het tot jouw taak dat je collega's aanmeldt voor scholingen en nascholingen.

Voorbeeld van preventie (ongevraagd)

Tijdens de werkbespreking komt Rian aan met een zwaar blad met kopjes en thermoskannen. Rondom de tafel heeft iedereen al een plek gevonden en er staan nog wat lege stoelen. Rian gaat achter een lege stoel staan, ongeveer 60 cm van de tafel af. Ze zet het zware blad vanaf die afstand op tafel. Ton ziet dat Rian haar lippen samenperst bij deze beweging ten teken dat het haar veel kracht kost. 'Was het zo zwaar Rian?', vraagt hij. Rian kijkt Ton verbaasd aan, en dan schiet ze in de lach. 'Oh jee, zeker fout gedaan hè?' 'Yes, weet je ook wat je fout deed?' 'Ik had twee keer moeten lopen zeker?' 'Ja, kan. Maar je had in ieder geval iemand de stoel moeten laten wegzetten om dicht tegen de tafel te kunnen staan, je hield het zware blad veel te ver van je af.' 'Oké wijsneus. Volgende keer mag jij ze halen.' 'Ik breng ze zo wel weg.'

Een analyse volgens het model is:

Probleem fysieke belasting: 'het neerzetten van een zwaar blad met kopjes/thermoskannen op de tafel met een werkafstand van ± 60 cm'.

Vorm van belasting: dynamisch.

Werker-werk-vraag: de werkhouding van de collega is verkeerd.

Advies: houding verbeteren, namelijk de last dichtbij het lichaam houden door ruimte te laten maken aan de tafel.

Advies met betrekking tot het werk

De belasting die ontstaat door het verplaatsen van dingen of mensen mag niet hoger zijn dan in de Praktijkrichtlijnen is vastgelegd. Dat betekent dat je altijd zeer alert zult moeten zijn op de zwaarte die het verplaatsen van lasten met zich meebrengt. Wanneer een cliënt moet worden verplaatst, vraag dan eerst aan de cliënt en de collega's wat de bewegingsmogelijkheden van de cliënt zijn. Kan hij nog enigszins op eigen benen steunen? Hoe is de balans tijdens het staan en zitten? Hoe beweegt de cliënt zich: is hij stijf of soepel, sterk of zwak, passief of actief, klampt hij zich snel aan iets vast of wil hij koste wat het kost bewegingen zelf uitvoeren? Begrijpt de cliënt ook wat de bedoeling is?

Wanneer je die vragen hebt gesteld en zo mogelijk zelf de verplaatsingen hebt uitgeprobeerd met de cliënt, kun je dan ook inschatten hoe zwaar deze verplaatsing de collega's zal belasten? Is dat voor je gevoel boven de Praktijkrichtlijnen dan zal deze cliënt met hulpmiddelen verplaatst moeten worden.

Alleen bij verzorgende handelingen aan het bed kan het, naast het inzetten van hulpmiddelen, nodig zijn om met twee zorgverleners te werken. Samenwerken is alleen goed mogelijk bij bedverzorging, waarbij ieder aan een kant van het bed kan staan. Samen iemand draaien of omhoog helpen, is goed te doen wanneer collega's goed op elkaar en de cliënt kunnen afstemmen. Anders wordt het wanneer twee collega's een cliënt uit bed in de (rol)stoel willen tillen. In alle gevallen staat er minstens één collega in een onveilige houding (gebogen en gedraaid).

De oplossing is dan altijd om gebruik te maken van hulpmiddelen. Het is niet zo dat met de introductie van een hulpmiddel het gevaar van fysieke overbelasting verdwenen is. Ook bij het gebruik van hulpmiddelen blijven collega's hun lichaam gebruiken. En wanneer dat onjuist gebeurt, kan de belasting evengoed nog hoog oplopen. Denk aan het verrijden van een tillift, het rijden met een rolstoel of het draaien met een glijrol. Ook dit zijn verplaatsingsvaardigheden en deze dienen geschoold te worden.

Verder zijn er aan het gebruik van hulpmiddelen voorwaarden verbonden aan de inrichting van de werkplek (drempels, vloerbedekking, ruimte) (hoofdstuk 6).

Voorbeeld van een interventie (gevraagd)

De heer Bos is 72 jaar en woont samen met zijn vrouw in een kleine eensgezinswoning. De heer Bosheeft een hersentumor. Kan niet goed staan ten gevolge van evenwichtsstoornis. Lopen gaat helemaal niet meer. De algehele conditie van de heer Bos is zeer verzwakt, onder andere door de bestralingen. Hij weegt ± 60 kg.

Sinds kort krijgt de heer Bos hulp van de thuiszorg. Aanvankelijk 1 x per dag om te helpen wassen en aankleden, maar dit is al spoedig uitgebreid naar 4 x per dag. 's Ochtends wassen en aankleden, gedeeltelijk op bed, gedeeltelijk in de rolstoel aan de wastafel. 's Middags eerst iemand die hem in bed helpt, later in de middag iemand die hem er weer uit helpt. 's Avonds iemand die de heer Bos verzorgt voor de nacht en in bed helpt.

Tijdens elk zorgmoment is er sprake van een verplaatsing van bed naar rolstoel of andersom. Soms zijn er twee verplaatsingen nodig wanneer de heer Bos uit de rolstoel op de bank geholpen wil worden of andersom.

Alle collega's ervaren deze transfer als zwaar en gevaarlijk. Ten gevolge van de hersentumor lijkt het wel of de heer Bos geen grond onder zijn voeten voelt. De hele beweging komt neer op de zorgverlener.

Mevrouw Bos klaagt over de toenemende afhankelijkheid van haar man tijdens de toiletgang. Tot nu toe hielp zij haar man hierbij, maar dat wordt nu te zwaar. Ze zijn al een keer samen gevallen.

Ergocoach Ton gaat op huisbezoek en formuleert samen met collega Rian (eerstverantwoordelijke), de heer Bos en zijn vrouw de volgende problemen fysieke belasting.

1 'De verplaatsing van bed naar rolstoel en vice versa, heer Bos kan onvoldoende staan, leunt zwaar, neigt te vallen, ten gevolge van hersentumor'.

2 'De verplaatsing van rolstoel naar bank en vice versa, vanwege redenen hierboven'.

3 'De verplaatsing van rolstoel naar toilet door mevrouw Bos, vanwege redenen hierboven'.

Probleem 1
Vorm van belasting: dynamisch.
Werker-werk-vraag: het hulpmiddel is niet aanwezig.
Advies: een passieve tillift inzetten en een toiletstoel.

Probleem 2 idem.

Probleem 3 idem voor mevrouw.

Moeilijk is deze keuze voor Ton niet, omdat de last overduidelijk voor iedereen te zwaar was, ook bij een perfecte uitvoering van de verplaatsing. Bovendien is de verwachting dat de heer Bos achteruit zal gaan. Er is weinig hoop op genezing.
Moeilijk is wel de keuze tussen een actieve en een passieve tillift. Met een actieve tillift zou mevrouw Bos haar man makkelijk naar het toilet kunnen brengen. Met een passieve tillift gaat dat een stuk moeilijker. Uiteindelijk wordt gekozen voor een passieve lift, omdat de conditie van de heer Bos nu net aan toereikend zou zijn voor een actieve lift, maar waarschijnlijk erg snel achteruit zal gaan. Daarbij komt een toiletstoel, omdat manoeuvreren in het kleine toilet onmogelijk is met de tillift.
Rian bestelt de tillift bij de uitleen en vult het tilprotocol in. Ton zorgt dat hij aanwezig is bij de introductie van de tillift. Rian is daar ook bij. Gezien het ernstige ziektebeeld evalueert Ton dagelijks de zorg met zijn collega's.

Afspraken maken
Wanneer afgesproken is hoe iemand verplaatst zal gaan worden, is het noodzakelijk dat deze afspraken ergens worden vastgelegd. Dit gebeurt in een verplaatsingsprotocol.
Verplaatsingsprotocollen hebben alleen zin wanneer alle collega's goed geschoold zijn in de toe te passen technieken van verplaatsingen en in het gebruik van hulpmiddelen. Als alle teamleden bekend zijn met de technieken en hulpmiddelen dienen de plaatjes of codes in het protocol als 'geheugenopfrisser'. Het doel van een protocol is dat iedereen de verplaatsingen ongeveer hetzelfde uitvoert. Dit maakt de zorgverlening inzichtelijk voor de cliënt. Hij weet beter wat er van hem verwacht wordt en kan beter meebewegen.
Waarschijnlijk wordt er in jouw organisatie al gewerkt met verplaatsingsprotocollen of is men bezig ze te ontwikkelen. Soms wordt ergocoaches gevraagd mee te werken aan de implementatie van het protocol. Soms ben je degene die ze invult samen met de belanghebbenden. In andere organisaties worden ze ingevuld door de eerstverantwoordelijke en vervult de ergocoach alleen een rol als vraagbaak op dit gebied.

Adviseren: Statische belasting

Advies aan de werker

Statische belasting is een grote boosdoener wat betreft het veroorzaken van klachten. En daarbij komt dat collega's zich vaak niet bewust zijn van hun werkhouding en de tijdsduur daarvan. Ze zullen dan ook niet snel bij je aankloppen met de mededeling dat ze ergens zo lang in een verkeerde houding moeten werken. Behalve waarschijnlijk in de sectoren die hierom berucht zijn: de operatieafdeling of de kinderopvang.

Statische belasting moet je zelf opsporen op afdelingen waar het niet zo in het oog loopt. Je ziet het tijdens het samenwerken met collega's of wanneer je gevraagd bent een zorgsituatie te observeren, terwijl men je meevroeg voor de verplaatsingen.

Collega's kun je bijvoorbeeld in een klinische les de basisbeginselen van een goede werkhouding overdragen. Er zal tijdens een basistraining voor alle teamleden aandacht aan geschonken moeten worden. Want alleen wanneer een collega weet (en voelt) wat een goede werkhouding is, kan ze haar werkomgeving beoordelen.

Een goede werkhouding is die houding waarbij de schouders boven de heupen staan, de knieën ontspannen zijn, de voeten op heupbreedte uit elkaar staan en er middenvoor en dichtbij gewerkt kan worden. Om dit te realiseren dient een collega zelf te letten op de werkhoogte, de afstand tot haar werk, de positie van de armen ten opzichte van de romp en de stand van haar voeten en knieën.

Een goede werkhouding is ook zo werken dat de houding steeds wordt afgewisseld.

Voorbeeld van preventie (ongevraagd)

Ton heeft voor zijn team een oefenmiddag georganiseerd. Niet iedereen kan goed omgaan met de passieve lift die bij de heer Bos zal komen. Ton heeft een hoog-laag-bed, een tillift en een rolstoel laten bezorgen in de vergaderzaal. Adinde zal als eerste met de tillift verplaatst gaan worden door Joyce. Adinde heeft haar schoenen uitgedaan voordat ze op bed is gaan liggen. De schoenen staan naast het bed.

Joyce legt Adinde in de tilband door haar op haar zij te draaien. Zonder dat ze er erg in heeft laat ze haar voeten steeds op dezelfde plaats staan, omdat ze anders zou struikelen over de schoenen. Hierdoor moet ze iedere keer in een gebogen en gedraaide houding werken wanneer ze de benen van Adinde wil verplaatsen.

Ton maakt de teamgenoten hierop attent. Ze reageren met: 'Ja, er liggen zo vaak allemaal spullen rondom en onder het bed, we werken er gewoon omheen. Raar eigenlijk hè, dat we dat accepteren.'

Wanneer Ton hiervan een verslag had moeten maken dan had hij geschreven:

Probleem fysieke belasting: gebogen en gedraaide houding tijdens verplaatsing van de benen.

Vorm van belasting: statisch.

Werker-werk-vraag: de werkhouding van de collega is verkeerd.

Advies: bewust worden van de onnodige belastende houding en schoenen wegzetten.

In de praktijk maak je van zo'n advies geen verslag. De stappen geven alleen Tons besluitvorming aan.

Advies met betrekking tot het werk

Ergonomie streeft naar het zodanig ontwerpen van gebruiksvoorwerpen, technische systemen en taken, dat de veiligheid, de gezondheid, het comfort en het doeltreffend functioneren van mensen worden bevorderd.

Als je erop gaat letten, zie je hoe vaak mensen zich aanpassen aan de inrichting van hun werkplek, zoals in het voorgaande voorbeeld. De ergonomie streeft juist naar het tegenovergestelde: de werkplek, de hulpmiddelen en de organisatie van het werk moeten dusdanig zijn dat ze zijn aangepast aan de mensen.

Statische belasting wordt niet alleen veroorzaakt door onwetendheid of onoplettendheid van collega's. Vaak worden de collega's door de inrichting van de werkplek in een verkeerde werkhouding gedwongen. De aanwezigheid van meubels in de thuiszorg, gehandicaptenzorg en verzorgingshuizen; de krappe ruimte tussen bedden in verpleeg- en ziekenhuizen; verkeerd geplaatste wasbakken en toiletten. En ook bijvoorbeeld een neergeklapt bedhek, waardoor je verder van je werk afstaat, en zelfs te strakke uniformen waardoor je je knieën niet goed kunt buigen.

In al deze gevallen hoef je je als ergocoach niet te concentreren op één collega voor een houdingsadvies. Nee, hier moet je je richten op het veranderen van de werkplek of het veranderen van de werkorganisatie. Soms zijn obstakels makkelijk uit de weg te ruimen, maar op andere 'bewegingsbeperkers' heb je minder invloed. Een fonteintje in het toilet kun je niet even weg laten breken. Het kan in zo'n geval veiliger zijn de cliënt op een postoel te helpen in plaats van op het krappe toilet. Je verandert dan van werkplek.

Verbeteringen schuilen vaak in kleine onopvallende zaken: het hoger neer kunnen zetten van een waskom, het juist opbergen van materialen (tilband bij tillift) of vooraf aan de zorg het bed een stukje van de muur zetten, of niet in de stoel zwachtelen maar op het hoog-laag-bed. Wanneer werk al lang op dezelfde manier wordt uitgevoerd, vergeten collega's dat het anders kan. Een ergocoach komt, door er van een afstandje naar te kijken, vaak met de simpelste oplossingen. 'Dat we daar niet eerder aan gedacht hebben!'

Voorbeeld van een interventie (ongevraagd)

Ton gaat samen met Rian naar de familie Bos om de tillift te introduceren. Ze spreken af dat Ton eerst Rian met de lift zal verplaatsen om het echtpaar te laten zien hoe het werkt.

Daarna verplaatst Rian de heer Bos die nu ook meteen in bed geholpen zal worden. Ton verplaatst Rian uit een stoel in de woonkamer naar een andere stoel. Alles gaat goed; geen drempels, geen vloerbedekking maar parket. Het echtpaar reageert positief. Mevrouw denkt dat ze het wel kan leren. 'Ze is heel handig', zegt ze.

Daarna helpt Rian de heer Bos in de tilband vanaf de lage bank. Ton had de tilband bij Rian aangebracht, staand aan de achterkant van een stoel. Dat is nu onmogelijk. Rian moet zich heel ver vooroverbuigen, over de heer Bos heen om de band achter hem aan te brengen. Daarbij verliest ze bijna haar evenwicht. Maar ze krijgt het voor elkaar en Rian neemt er genoegen mee. De heer Bos is tenslotte gewend om op de bank te zitten als hij niet in bed ligt, dus dit is de handeling die verricht moet worden.

Maar Ton zegt dat dit een onvoorzien probleem is dat opgelost moet worden, omdat de statische belasting voor Rian te hoog is. Ze staat minstens twee minuten heel ver voorovergebogen. Ton vraagt of het echtpaar er bezwaar tegen heeft wanneer de heer Bos op de hoek van de bank plaatsneemt (Rian kan er dan aan de zijkant bij) of in een gemakkelijke stoel. De heer Bos zegt dat dat geen probleem is. Ze hadden het er al over gehad om een soort relaxstoel te kopen omdat hij niet echt lekker meer zat op de bank. Ton zegt daarbij dat de stoel dan zo geplaatst moet worden dat de zorgverleners erachter of ernaast kunnen staan. De familie zegt alle medewerking toe. Ton zoekt voor hen uit of een relaxstoel geleend, gehuurd of (gedeeltelijk) vergoed kan worden.

Op de fiets terug naar het wijkgebouw zegt Rian dat ze het zonder Ton gewoon zo had gelaten.

In zijn verslag schrijft Ton:

Probleem fysieke belasting: aanbrengen van tilband achter rug, terwijl de heer op een lage bank zit en alleen van voren benaderd kan worden.

Vorm van belasting: statisch.

Werker-werk-vraag: de werkplek is verkeerd.

Advies: verandering van werkplek. In plaats van naar de bank, heer verplaatsen naar een relaxstoel die aan de achterzijde of zijkant vrij benaderbaar is. Tot de levering van de stoel heer aan de zijkant van de bank laten plaatsnemen. De tilband kan dan vanaf de zijkant worden aangebracht.

Adviseren: Psychische belasting

Advies aan de werker

Wanneer klachten ontstaan bij collega's omdat ze de geestelijke druk die het werk normaal oplevert niet (meer) aankunnen, is het duidelijk dat er geen maatregelen getroffen hoeven te worden om de druk te verlagen. Het advies moet zich juist richten op het verhogen van de weerbaarheid van de collega. Een te lage psychische belastbaarheid doet zich voor door bijvoorbeeld gebeurtenissen in de privé-sfeer, maar ook door weinig ervaring of een gebrek aan kennis van de zorgsituatie.

Voorbeeld van interventie (gevraagd)

Tijdens de lunchpauze komt Maria de koffiekamer binnenrennen. Verhit begint ze tegen Ton uit te varen. 'Wat is dat nou toch voor stijl om die arme heer Bos in een tillift te hangen. Dat was toch helemaal niet nodig. En nog iets, hoe denken ze hem op de bank te leggen met dat ding en nog moeilijker er weer vanaf?' Ze tiert maar door en door en Ton, die zich eerst zeer aangesproken voelde, beseft nu dat Maria wel erg overspannen overkomt.

'Kom even zitten', nodigt hij uit. Maria laat zich op een stoel zakken. 'Ik begrijp dat je de tillift bij de heer Bos geen goed idee vindt', zegt Ton. Dan barst Maria in tranen uit: 'Ik vind het vooral zo zielig daar en het zijn zulke lieve mensen, en nu hangt die man als een baby in de lucht...' Ton voelt heel goed wat Maria bedoelt. Als je er zo tegenaan kijkt, is het ook een verschrikkelijk beeld, ontluisterend bijna. Maar hij is ervan overtuigd dat ze hier, in samenspraak met de familie, de goede beslissing hebben genomen. Het is niet mensonterend, maar naar alle partijen toe respectvol. Dat zou hij allemaal wel tegen Maria willen zeggen, maar hij vermoedt dat ze daar weinig ruimte voor zal hebben. Dan vraagt hij haar direct hoe het eigenlijk met haarzelf gaat. Maria zegt dat ze bekaf is. Ze heeft al een paar nachten niet geslapen. Haar moeder ligt in een verpleeghuis en gaat erg achteruit.

Maria overweegt om haar voor haar laatste weken bij haar thuis te nemen. Het is Maria zelf die voorzichtig oppert dat ze daardoor misschien wat overgevoelig heeft gereageerd. Ton raadt haar aan het rustig aan te doen en even te gaan praten met de manager of ze zorgverlof kan krijgen. En over de tillift vraagt hij haar het even een kans te geven. Als ze er in een later stadium toch nog moeite mee heeft, moet ze het hem laten weten.

Ook hiervan schrijft Ton geen verslag. Wel is het leerzaam om te kijken hoe Ton ertoe kwam om zich ineens te richten op zijn collega in plaats van op de zorgsituatie bij de heer Bos.

In eerste instantie, toen Maria over de situatie met de bank begon, dacht Ton aan een probleem door dynamische belasting. Maar toen hij zich bewust werd van haar overspannenheid, verplaatste hij zijn aandacht naar de psychische belasting. Om uit te zoeken of de psychische belasting aan de belastbaarheid van zijn collega lag of aan de emotionele druk bij de familie Bos nodigde hij haar uit om meer te vertellen: 'Ik begrijp dat je de tillift bij de heer Bos geen goed idee vindt.'

Door haar erkenning te geven van haar probleem werd het voor Maria mogelijk om meer over zichzelf te vertellen. Door haar reactie kreeg Ton duidelijk antwoord. De psychische belasting bij Maria werd veroorzaakt door een te lage belastbaarheid van haar ten gevolge van privé-omstandigheden. Zijn advies bestond in dit geval uit een verwijzing naar de leidinggevende voor ondersteuning. Meer kon hij niet doen. Wel was voor alle partijen duidelijk dat er naar aanleiding hiervan niets veranderd hoefde te worden bij de heer Bos.

Advies met betrekking tot het werk

Geheel anders is het wanneer de werkdruk of de emotionele druk te hoog is voor een of meerdere collega's. Misschien moeten er in te weinig tijd te veel cliënten worden verzorgd. Het kan ook zijn dat collega's verantwoordelijkheden dragen die niet bij hun taak horen of dat iemand juist te weinig verantwoording heeft gezien haar capaciteiten. Ook kunnen er spanningen zijn binnen een team waar de samenwerking slecht verloopt. Dit soort situaties beïnvloedt de stemming en ze putten op den duur de psychische draagkracht uit van collega's.

Verder werken we in de zorgverlening met heel veel mensen: collega's, cliënten, managers, andere disciplines, mantelzorgers, apotheken, taxichauffeurs, receptionisten, koks, enzovoort. In de communicatie met al die mensen kunnen conflicten ontstaan. Dat is niet te vermijden, dat hoort erbij, maar er zijn grenzen. Van deze grenzen valt geen algemene norm te maken. Maar er zijn wel veel aparte afspraken binnen een organisatie te vinden voor omschreven soorten van conflictsituaties. Bijvoorbeeld een protocol hoe te handelen bij ongewenste intimiteiten. Via de CAO kun je collega's wijzen op hun rechten in bijvoorbeeld overwerksituaties.

De ergocoach kan wel adviezen geven over het verlagen van de werkdruk of de emotionele druk. Deze hebben een signalerende functie. Maar zij is niet verantwoordelijk voor de oplossing ervan. Dat is de leidinggevende.

Voorbeeld van een interventie (gevraagd)

Tijdens een teambespreking wordt de heer Bos besproken. Ton vraagt hoe het nu gaat met de verplaatsingen en de belasting tijdens de zorg. De collega's reageren niet enthousiast. Ze hadden het er onderling al over gehad dat het zo gek was. Alles klopte nu. Het zou licht moeten gaan, maar de collega's kwamen er toch vaak gebroken vandaan. Na enig navragen bleken dit alleen de collega's te zijn die de heer Bos 's ochtends kwamen verzorgen op dagen dat hij naar het ziekenhuis moest voor bestraling. Het werk kon niet rustig worden gedaan, omdat de heer Bos opgehaald werd door een taxi die ging staan claxonneren voor de deur. De heer Bos en zijn vrouw zaten de hele tijd zenuwachtig op de klok te kijken en de betreffende collega's voelden zich opgejut. De klachten van de collega's zijn lagerugklachten en nek- en/of schouderklachten.

Ton vraagt of ze de klachten ook hebben op dagen dat de heer Bos niet weg hoeft. Niemand heeft dan klachten. Er is juist een prettig contact met de familie die altijd oog heeft voor degenen die voor hen zorgen.

Ton concludeert dat de collega's lichamelijke klachten hebben door psychische belasting tijdens de verzorging. Dit komt niet door de collega's zelf, maar door de te hoge tijdsdruk.

Probleem fysieke belasting: collega's werken onder hoge tijdsdruk door de taxi die de heer Bos komt ophalen.

Vorm van belasting: psychische belasting.

Werker-werk-vraag: de oorzaak ligt bij het werk (werkorganisatie).

Advies: Ton vraagt de leidinggevende van het team uit te zoeken of het tijdstip van de bestraling, het tijdstip van afhalen van de heer Bos door de taxi en het tijdstip van de zorgverlening beter op elkaar afgestemd kunnen worden. Na een week is het gelukt om de bestralingen 1 uur later te laten plaatsvinden.

Tons interventie was gericht op het verlagen van de werkdruk.

4.10   Samenvatting

Om te kunnen observeren, signaleren, analyseren en adviseren heb je een model nodig. Dit model is een hulpmiddel bij het kijken naar een werksituatie. Het hier gehanteerde model ziet er als volgt uit.

Stap 1: Problemen formuleren

Klachten aan het bewegingsapparaat ontstaan door overbelasting. Overbelasting ontstaat meestal wanneer de Praktijkrichtlijnen worden overschreden. Wanneer een of meer collega's overbelast zijn of wanneer je observeert dat de Praktijkrichtlijnen zijn overschreden, ga je niet meteen adviseren, maar formuleer je samen met hen de '*problemen fysieke belasting*'.

Stap 2: Per probleem de vorm van belasting vaststellen

Een zorgverlener is overbelast wanneer de belasting die het werk oplevert te hoog is ten opzichte van haar belastbaarheid.

De vormen van belasting die voorkomen tijdens het werk zijn:

*   dynamische belasting;
*   statische belasting;
*   psychische belasting.

Stap 3: De oorzaak vaststellen

Bij iedere vorm van belasting moet worden nagegaan of de klacht ontstaat door de zorgverlener zelf (de werker) of door de aard van de werkzaamheden (het werk).

Dit is de werker-werk-vraag.

Bij dynamische belasting maak je de keuze:
Het ligt aan de werkhouding van de werker.
Het ligt aan de techniek van de werker.
Het ligt aan het contact tussen de cliënt en de werker.
Het ligt aan de werkorganisatie.
Het ligt aan de werkplek.
Er is geen/geen goed hulpmiddel.

Bij statische belasting maak je de keuze:
Het ligt aan de werkhouding van de werker.
Het ligt aan de werkorganisatie.
Het ligt aan de werkplek.
Er is geen/geen goed hulpmiddel.

Bij psychische belasting maak je de keuze:
Het ligt aan de werkopvatting/ervaring van de werker.
Het ligt aan de privé-omstandigheden van de werker.
Het ligt aan de werkorganisatie.
Het ligt aan de werkplek.
Er is geen/geen goed hulpmiddel.

Stap 4: Per oorzaak je advies geven

Al naar gelang de antwoorden kiest de ergocoach de juiste interventies of preventieve maatregelen.

Bij dynamische belasting is per oorzaak je advies:

Het ligt aan de werkhouding van de werker	houdingsadvies + instructie aan de werker (zie par. 5.3)
Het ligt aan de techniek van de werker	technisch advies + instructie aan de werker (zie par. 5.4)
Het ligt aan het contact tussen de cliënt en de werker	advies betreffende het contact met de cliënt aan de werker (zie par. 5.7)
Het ligt aan de werkorganisatie	werkorganisatie veranderen
Het ligt aan de werkplek	werkplek aanpassen/verplaatsen
Er is geen/geen goed hulpmiddel	hulpmiddel veranderen/inzetten

Bij statische belasting is per oorzaak je advies:

Het ligt aan de werkhouding van de werker	houdingsadvies + instructie aan de werker
Het ligt aan de werkorganisatie	werkorganisatie veranderen
Het ligt aan de werkplek	werkplek aanpassen/verplaatsen
Er is geen/geen goed hulpmiddel	hulpmiddel veranderen/inzetten

Bij psychische belasting is per oorzaak je advies:

Het ligt aan de werkopvatting/ervaring van de werker	begeleiding van de werker
Het ligt aan de privé-omstandigheden van de werker	begeleiding van de werker
Het ligt aan de werkorganisatie	werkorganisatie veranderen
Het ligt aan de werkplek	werkplek aanpassen/veranderen
Er is geen/geen goed hulpmiddel	hulpmiddel verbeteren/inzetten

In dit schema vind je nog geen concrete adviezen, bijvoorbeeld welk hulpmiddel je kunt gebruiken of welk houdingsadvies je kunt geven. Dit schema helpt je alleen met het maken van de keuze waar je je in je advies op gaat richten. Natuurlijk wil je je advies naar collega's en anderen wel concreet maken. Niemand heeft iets aan een vaag advies als: 'Je moet je houding verbeteren', of 'Ga maar werken met een hulpmiddel'. Degenen die je adviseert, willen precies weten hoe ze hun houding moeten veranderen en welk hulpmiddel geschikt is.

Daarvoor kun je andere boeken raadplegen. Wat je zeker nodig hebt, is een goed naslagwerk met verplaatsingen (5, 6, 7) en een met hulpmiddelen, zoals het hulpmiddelenboekje (8). Ook bouw je met je collega-ergocoaches een schat aan ervaring op wanneer jullie verslagen van alle adviezen maken en bewaren.

In bijlage 3 vind je een voorbeeld van een verslagformulier. Je kunt ook gebruik-maken van de Aktieblokken (4).

Ten slotte kun je via e-mail communiceren met ergocoaches om vragen en ervaringen uit te wisselen.[3]

Verwerkingsvragen

1 Welke werkzaamheden leveren vooral belasting op bij de groep medewerkers waar je ergocoach voor bent?
2 Hoe formuleer je hiervoor het 'probleem fysieke belasting'? (Stap 1)
3 Welke vorm van belasting leveren deze handelingen op? (Stap 2)
4 Wat is daar de oorzaak van? (Stap 3)
5 Beschrijf nu je advies eerst globaal. Bijvoorbeeld 'houding verbeteren'. Kijk daarna eens of je voor deze situatie je advies al concreet kunt maken. Bijvoorbeeld: 'dichter bij het werk gaan staan'. (Stap 4)

Wanneer er meerdere problemen fysieke belasting zijn, dan moet je voor ieder probleem apart het stappenplan door.

Geraadpleegde literatuur

1 World Health Organization, *Identification and Control of Work Related Diseases.* Technical Report Series. WHO, Genève, 1985.
2 Knibbe N en Knibbe H. *Rugboekje. Wat kun je zélf doen om rugklachten te voorkomen?* Sectorfondsen zorg en welzijn, LOCOmotion, Utrecht, 2002.
Er zijn meerdere rugboekjes verschenen voor de verschillende branches. Ze zijn verkrijgbaar via de werkgeversorganisatie.
3 Dijk FJH van, Dormolen M van, Kompier MAJ, Meijman TF. Herwaardering model belasting-belastbaarheid. In: *Tijdschrift voor Sociale Gezondheidszorg*, Vol. 68, pp. 3-10, 1990.
4 Knibbe JJ en Knibbe NE. Aktieblok Thuiszorg, LOCOmotion, © 2003 Sectorfondsen Zorg en Welzijn, Convenant Arbeidsomstandigheden Thuiszorg (CAT).
5 Mol IM. *Tillen in de Thuiszorg. Hoe je rugklachten kunt voorkomen*. Elsevier gezondheidszorg, Maarssen, tweede druk, tweede oplage, 2003.
6 Werkgroep Klinische Kinesionomie Noord Nederland, *Werkboek Verplaatsingstechnieken*, Uitgeverij Paraad, Hardenberg, 2005.
7 Knibbe JJ, Panhuys W van, Vugt W van. *Handboek Transfers*, Corpus, Amsterdam, 2005.
8 *Goed Gebruik*. Zie www.goedgebruik.nl.
9 Meyers LP, Knibbe NE, Beune HAT, Breuer G. *Ruimte voor gezond werk in de ouderenzorg*. AWOB, Bunnik 1998.

[3] De discussielijst ergocoach wordt ondersteund door de Zorgmediatheek: www.Zorgmediatheek.nl of via Yahoo! Groups Links.

5

Haptonomisch verplaatsen

Inga Mol

5.1   Inleiding

Klachten aan het bewegingsapparaat ontstaan door dynamische, statische en psychische overbelasting. De dynamische belasting, het verplaatsen van lasten, staat centraal in dit hoofdstuk.

Wat is een verplaatsing?
Een verplaatsing is het met behulp van je eigen lichaam in beweging brengen van een ding of het tot een beweging uitnodigen van een mens.

Wat is haptonomisch verplaatsen?
Haptonomisch verplaatsen is een last verplaatsen of een mens uitnodigen tot bewegen met gebruik van de informatie die je over het voorwerp of over de ander met je gevoel (tastend) hebt verkregen.

Het beleid van iedere organisatie zou erop gericht moeten zijn dat het echte 'tillen' wordt voorkomen. Toch blijven er altijd verplaatsingen over die het lichaam kunnen belasten. We hebben het dan over het begeleiden van bewegingen van de cliënt waarbij er niet boven de normen van de Praktijkrichtlijnen belast wordt. Bij verplaatsingen die boven die normen komen, wordt de werkorganisatie veranderd, wordt de werkruimte verbeterd of worden er hulpmiddelen gebruikt. Maar dan nog kunnen die handelingen klachten opleveren. Ten slotte is het verrijden van zware hulpmiddelen ook belastend, zoals tilliften of karren met was en eten.
We gaan in dit hoofdstuk kijken hoe verplaatsingen goed uitgevoerd kunnen worden, met en zonder hulpmiddelen. Ten eerste heb je dit nodig om te beoordelen of de last die een verplaatsing oplevert binnen de norm valt of te zwaar is. Ten tweede heb je dit nodig bij het observeren van de vaardigheden van je collega's.

In dit hoofdstuk staat weer een aantal voorbeelden. Alle voorbeelden zijn vormen van dynamische belasting waarbij de last op zich niet te zwaar is. In alle gevallen voerde de collega de verplaatsing verkeerd uit. Het betreft naast verplaatsingen van cliënten ook verplaatsingen van voorwerpen.

Observeren

Dit hoofdstuk bevat geen omschrijving van technieken. Daarvoor moet je altijd een naslagwerk gebruiken. Ook is dit hoofdstuk geen vervanging voor een cursus verplaatsingen. Wel geeft het je handvatten om verplaatsingen te observeren en beoordelen.

Het echte observeren leer je niet met dit boek in je hand. Dat leer je door heel veel te kijken. Wel kun je leren waarnaar je kunt kijken. En dat beoogt dit hoofdstuk. Een uitnodiging om te gaan kijken en te 'zien'. Om de kennis in de praktijk te kunnen gebruiken is achteraan dit hoofdstuk een checklist opgenomen.

Wanneer je verplaatsingen gaat observeren, is het van belang dat je zelf daar gaat staan waar je zowel de collega als de cliënt (of het voorwerp) kunt zien. In de praktijk betekent dat, dat je altijd daar moet staan waar je de collega en de cliënt vanaf de zijkant kunt waarnemen. Je moet dus steeds meebewegen met de handelingen. Observeren kun je nooit wanneer je de zorg zelf uitvoert of meehelpt. Je moet kunnen zien wat de problemen zijn van de ánder.

Bij het observeren en beoordelen van verplaatsingen zijn drie dingen van even groot belang:
* de houding van waaruit de verplaatsing wordt uitgevoerd;
* de techniek die gekozen is om de verplaatsing uit te voeren; en
* het contact tussen de zorgverlener en de cliënt.

Feitelijk zijn deze drie niet te splitsen. Het contact bijvoorbeeld tussen de zorgverlener en de cliënt is van invloed op de lichaamshouding van beide. Hetzelfde kan gezegd worden over techniek en contact. De opsplitsing is nodig om alle factoren inzichtelijk te maken. Maar ze staan zeker niet los van elkaar.

Wat bij alledrie de onderdelen centraal staat, is dat het vermogen tot zelf bewegen van de cliënt optimaal benut moet worden. Dit wordt nagestreefd door op alle gebieden 'vragend' te zijn. Dit kan bereikt worden door een verbale vraag, maar ook door non-verbaal vragen: door middel van de juiste houding en de juiste beweging.

Wanneer de cliënt nog 80% kan vraag je hem 81% te doen.

5.2 Houding

Wanneer het lichaam belast wordt bij het verplaatsen van gewicht, is een goede houding noodzakelijk. De houding van waaruit wordt gewerkt, is letterlijk de uitgangspositie van de zorgverlener. Wanneer deze niet goed is, wordt het lichaam on-

nodig zwaar belast, op de verkeerde plaats. Ook geeft een verkeerde houding verkeerde informatie aan de cliënt (zie ook paragraaf 5.6 Contact).
Een goede lichaamshouding nodigt de cliënt uit tot maximaal zelf bewegen.

Balans

De beste uitgangspositie bij verplaatsingen is de houding waarbij je in balans bent.
'In balans' betekent dat je lichaamsgewicht evenwichtig verdeeld is rond het middelpunt van je lichaam. In balans betekent ook dat je stevig staat, met zo min mogelijk kans om te vallen. In deze stand hoeven de spieren weinig te corrigeren, en
dat kost minder energie, dus je bent minder snel moe. Alleen in balans kun je bewegingen van een ander opvangen en gewicht dragen.
Balans zit ook in ons taalgebruik. Iedereen weet wat het betekent om 'uit balans' te
zijn: je kunt dan minder hebben.
Of iemand in balans staat kun je zien. De voeten staan duidelijk uit elkaar. Het gewicht ligt midden op de voet. De knieën zijn licht gebogen – niet overstrekt, maar
los – en de onderrug is niet hol. Het lichaamsgewicht is naar beneden gericht, de
romp is ontspannen, en de schouders zijn laag.
De voeten staan:

- in spreidstand = in zijwaartse richting uit elkaar, of
- in schredestand = in voor-/achterwaartse richting uit elkaar.

Om in balans te kunnen zijn, is het van belang dat de kleding zo ruim valt dat
spreid- en schredestand mogelijk zijn. Ook de schoenen zijn van groot belang.
Schoenen moeten het lichaam voldoende steunvlak geven om makkelijk in balans
te kunnen staan en lopen.

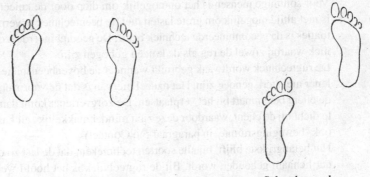

Figuur 5.1 Spreidstand.   *Schredestand.*

Lastarm

Een last is zwaarder naarmate deze verder van het lichaam wordt gehouden. Je kunt
dit heel makkelijk uitproberen met een zware boodschappentas. Houd je de last ver
van je af (lange lastarm), dan wordt deze zwaarder dan wanneer je deze dichtbij het
lichaam houdt (korte lastarm). Maar de regel gaat nog verder. De last is voor het li-

chaam het minst belastend wanneer deze zo centraal mogelijk wordt gedragen. Een goed voorbeeld hiervan is het dragen van lasten op het hoofd. Het gewicht gaat daardoor recht naar beneden en wordt gedragen door de benen. Net zoiets kun je ervaren wanneer je bijvoorbeeld een bak water niet gewoon voor je houdt, maar deze strak tegen je buik aantrekt. Als het goed is, voel je dan dat een deel van het gewicht door je bekken en benen wordt gedragen. De bovenarmen en schouders kunnen daardoor meer ontspannen. Dit is precies de bedoeling. Lasten horen gedragen te worden door de benen (de grootste spieren) en niet door de armen, de schouders en de rug.

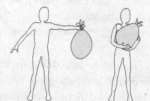

Figuur 5.2   Lange en korte lastarm.

Rugtechniek en beentechniek

Uitgaand van het idee van de korte lastarm heeft men jarenlang aangeraden om niet te verplaatsen met een gebogen rug (rugtechniek), maar met een rechte rug en gebogen benen (beentechniek). Je gebruikt daarbij de grote spieren van de bovenbenen. Een nadeel van de beentechniek is dat overbelasting van de knieën kan ontstaan. Voor sommige mensen is het onmogelijk om diep door de knieën te buigen en het is niet altijd mogelijk om grote lasten met de beentechniek te verplaatsen. In die situaties is de gecombineerde techniek beter. De gecombineerde techniek is die techniek waarbij zowel de rug als de knieën gebogen zijn.

De rugtechniek wordt vaak gebruikt wanneer de bovenbeenspieren van de zorgverlener niet sterk genoeg zijn. Het nadeel hiervan is dat de voorovergebogen houding de cliënt belemmert bij het verplaatsen. De zorgverlener komt dan met haar gezicht te dicht bij de cliënt, waardoor deze zich minder makkelijk zelf kan verplaatsen (zie ook 'bewegingsruimte' in paragraaf 5.6 Contact).

Het belangrijkste blijft, bij alle soorten technieken, dat de last zo dicht mogelijk bij het lichaam gehouden wordt. Bij de rugtechniek is het hoofd wel dichtbij de last, maar is het lichaam er juist ver vanaf.

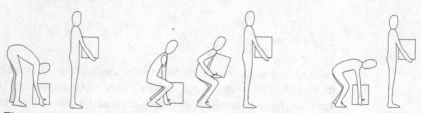

Figuur 5.3 Rugtechniek, beentechniek en gecombineerde techniek.

Gedraaide houding

Het is af te raden om vanuit een gedraaide houding lasten te verplaatsen. Door een gedraaide houding ontstaat er spanning op de wervelkolom. Deze is daardoor minder belastbaar.

Een gedraaide houding ontstaat vaak wanneer iemand zichzelf schuin voor haar werk plaatst. Om zijwaartse bewegingen en draaibewegingen te vermijden, moet je collega's adviseren om altijd recht voor de te verplaatsen last te gaan staan. Om dezelfde reden is het aan te raden om met hun voeten te staan in de richting waar ze zich met de cliënt naartoe bewegen.

Om gedraaide houdingen te voorkomen is het ook van belang om gewicht evenwichtig over beide armen te verdelen.

Werkafstand

Om de hiervoor genoemde situaties te voorkomen, is de werkafstand van groot belang. Is de last te ver van iemand af, dan buigt men meestal voorover. Om de werkafstand te verkleinen is het allereerst van belang om er zelf zo dicht mogelijk bij te staan. Zo mogelijk met het lichaam tegen de bedrand, een hand die steunt op de onderlaag, een knie die bijvoorbeeld steun zoekt tegen de zitting van een stoel bij het helpen opstaan. Zelfs wordt wel eens een knie op het bed geplaatst om maar zo dicht mogelijk met het lichaam bij de last te komen.

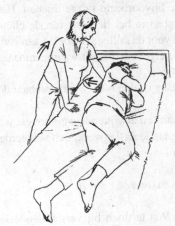

Figuur 5.4 Een hand die steunt op de onderlaag.

Werkhoogte

Een goede werkhoogte voor verplaatsingen is een hoogte waaraan je ontspannen kunt werken.

Wat de juiste hoogte zou zijn, daar is veel discussie over. Wat zeker is, is dat de werkhoogte voor verplaatsingen lager is dan de werkhoogte voor het verrichten van verzorgende handelingen als wassen en wondverzorging.

In het algemeen gaat men uit van de volgende regel. De arm hangt langs het lichaam naar beneden, de hand is omhoog gebracht (flexie). De goede hoogte voor verplaatsingen is dan vlak onder de handpalm (zie figuur 5.5). De meeste mensen vinden dit laag. Het is echter van belang dat lasten in beweging worden gezet door het lichaamsgewicht te verplaatsen van de ene naar de andere voet (voor- en achterwaarts dan wel zijwaarts). Wanneer de werkhoogte te hoog is, voeren zorgverleners de verplaatsingen vaak alleen uit met gebruik van hun bovenarmen, schouders en rug. Het onderlichaam blijft daarbij stil en stijf waardoor lasten niet goed opgevangen kunnen worden.

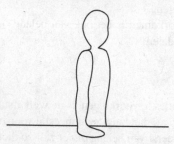

Figuur 5.5 Goede hoogte voor verplaatsingen. De handpalm is in flexie. De arm hangt gestrekt langs het lichaam.

Het meten met de handpalm is niet genoeg. Soms is een cliënt fors en moet over hem heen gebogen worden, bijvoorbeeld om te draaien. Het bed moet dan lager gezet worden door de hoogte van het lichaam van de cliënt. Wanneer de werkhoogte te hoog is, dan is dit voor de collega te voelen aan een gespannen achterzijde van het lichaam. Voor de ergocoach is dit waarneembaar door de opgetrokken schouders van de zorgverlener.
Wanneer de werkhoogte te laag is, dan is dit waarneembaar door een gebogen houding.
Er zijn technieken waarbij aan een afwijkende werkhoogte wordt gewerkt. Let hier goed op bij de beschrijvingen in je naslagwerk. Een verkeerde werkhoogte kan een techniek onmogelijk maken.

Werkhoogte bij samenwerken

Een veel gestelde vraag is: Wat te doen bij verschillende lengtes van collega's? Wanneer zij samenwerken aan één werkhoogte dient deze zoveel mogelijk afgestemd te worden op de kleinste. Door in een grote spreidstand te staan en licht door de knieën te buigen, kan de langste zich 'verlagen' en toch werken in een goed te belasten houding. Werkt de kleinste echter aan een te hoog werkvlak, dan kan zij alleen maar op haar tenen staan. Dit is af te raden, omdat dat spanning geeft.

Werkruimte

De houding van waaruit de cliënt of de last wordt verplaatst, is de uitgangspositie van de zorgverlener. We hebben gezien waar de zorgverlener zelf op moet letten.

Maar om vanuit een juiste houding te kunnen verplaatsen, is een goede inrichting van de werkplek een voorwaarde. Een algemene regel hiervoor is dat de benodigde ruimte voor de verplaatsingen toeneemt naarmate de cliënt zorgafhankelijker wordt. Bij iemand die slechts een handreiking nodig heeft bij het uit bed komen, mag het bed nog tegen de muur staan. Bij bedlegerige cliënten moeten de collega's echter aan alle kanten van het bed kunnen werken.

Bij verplaatsingen heeft de zorgverlener ongeveer 1,5 meter ruimte nodig in de richting waar de beweging naartoe gaat. Let ook op bijvoorbeeld kastjes met uitstekende punten in de naaste omgeving van de collega's. Let ook op of collega's zelf obstakels uit de weg plaatsen of juist 'alvast' de tillift dichtbij zetten en daardoor zelf niet meer kunnen bewegen.

Over de juiste maten die voor werkruimte gehanteerd worden, kun je lezen in het werkboek 'Ruimte voor gezond werk in de ouderenzorg' (5) of in de werkpakketten fysieke belasting die voor alle branches in de zorg zijn verschenen.

5.3   Houding observeren

- Staat de zorgverlener in balans d.m.v. spreid- of schredestand en lichtgebogen knieën?
- Belemmeren kleding en/of schoeisel een goede balans?
- Is de werkhoogte goed voor deze verplaatsing?
- Is de werkafstand goed voor deze verplaatsing?
- Is de werkruimte goed voor deze verplaatsing?
- Wordt de last zo dicht mogelijk bij het lichaam gehouden? (Niet gebogen?)
- Plaatst de zorgverlener haar lichaam recht voor de last? (Niet gedraaid?)
- Is de last gelijk verdeeld over beide armen?
- Maakt de collega gebruik van de rugtechniek, de beentechniek of de gecombineerde techniek?
- Staan de voeten in de richting van de beweging?
- Ondersteunt de zorgverlener zich zo mogelijk met een hand of de bovenbenen tegen het bed, de stoel, enzovoort?

Voorbeeld

Jochem is ergocoach in het team van Samira. Een van de bewoners in het gezinsvervangend tehuis, Erik, wordt lopend begeleid naar de douche. Samira geeft aan dat zij dit erg zwaar vindt. Erik loopt namelijk erg te zwaaien met zijn bovenlichaam. Ook al loopt hij goed, Samira moet hem begeleiden om te voorkomen dat Erik zich overal aan stoot.

Jochem observeert hoe ze samen door de gang lopen. Wat hij ziet is dat Samira haar voeten heel dicht bij elkaar plaatst, terwijl de bewegingen van Erik groot zijn. Samira raakt steeds uit balans door Eriks grote bewegingen. Zij vangt dat op met de spieren van haar armen en haar onderrug.

Op Jochems aanwijzingen gaat Samira 'breder' staan en lopen. Hierdoor kan ze met Erik lopen zonder zelf steeds uit balans te raken. Ook raadt Jochem Samira aan om niet naast, maar voor Erik te gaan lopen. De grote zwaaiende bewegingen zijn dan beter te 'verdragen' voor Samira's lichaam. Ze kan dan meebewegen door haar lichaamsgewicht afwisselend te verplaatsen van links naar rechts.
In dit geval betrof het advies: de balans van Samira.

Voorbeeld

Joyce is ergocoach in het team van Puck. Puck heeft last van haar rug tijdens de verplaatsing van bed naar stoel van bewoonster Ilse. Ilse kan met lichte hulp gaan staan. Ze mag tijdelijk haar rechterbeen niet belasten en wordt daardoor met de rolstoel naar de woonkamer gereden. Het helpen staan vindt Puck geen probleem, het helpen zitten vindt ze echter heel vervelend gaan.

Wanneer Joyce haar tijdens de verzorging observeert, ziet ze dat Puck bij het gaan staan haar voeten in een goede ruime schredestand heeft geplaatst. De tenen wijzen naar het bed waar Ilse nog op zit. De rolstoel is haaks op het bed gezet. Het helpen staan gaat inderdaad goed. Puck geeft Ilse de juiste impuls om tot staan te komen en ze wacht goed op Ilses eigen beweging. Daarna gaat het mis. Onmiddellijk wanneer Ilse staat, draait Puck haar boven de rolstoel en laat haar zakken. Ze vergeet daarbij echter dat ze haar eigen voeten mee moet draaien in de richting van de rolstoel. Daardoor staat ze met haar hele lichaam gedraaid. Ze kan niet meer door haar knieën zakken om Ilse in de stoel te begeleiden. Ilse komt met een plof neer en hangt daarbij aan Pucks gebogen en gedraaide rug.

Joyce leert Puck dat ze veel meer tijd moet nemen om haar eigen voeten in de richting van de stoel te zetten. Ook Ilse moet de tijd krijgen om haar ene voet te draaien. Daarna kan ze Ilse zelf laten zitten door haar te laten steunen op de armsteunen van de rolstoel.

Wanneer de verplaatsing alsnog te zwaar zou zijn, dan raadt Joyce Puck aan om gebruik te maken van een draaischijf met opstabeugel.
In dit geval betrof het advies: de voeten plaatsen in de richting van de beweging.

5.4   Techniek

De techniek die gekozen wordt om iemand te helpen verplaatsen is niets meer en minder dan 'het plannetje' hoe je het gaat doen. Het belangrijkste van een techniek is dat deze moet passen bij de bewegingsmogelijkheden van de cliënt.
Een juist gekozen techniek nodigt de cliënt uit tot maximaal zelf bewegen.

Helaas worden technieken meestal niet zo uitgezocht. In de praktijk is er een aantal technieken die bij voortduring gebruikt worden, ook al voldoen ze niet. Zo worden nog veel mensen onder hun oksels omhoog gesjord in de rolstoel als ze onderuit zijn gezakt. Er zijn echter wel vijf of zes betere manieren te verzinnen, die alleen niet zo ingeburgerd (geoefend) zijn.

Basisbeweging

Een goede techniek helpt de cliënt de beweging uit te voeren zoals die door het eigen lichaam gedaan zou zijn. Iedereen buigt bijvoorbeeld eerst zijn bovenlichaam naar voren voordat hij gaat staan. Wanneer je dat bij een techniek vergeet, wordt de beweging voor de cliënt onuitvoerbaar en voor de zorgverlener vreselijk zwaar. Het vervelende neveneffect van deze fout is dat de cliënt en de zorgverlener gaan denken dat de cliënt slecht tot staan kan komen en veel hulp nodig heeft.

Goede technieken zijn daarom afgeleid van de 'gezonde' beweging. Wanneer een cliënt in die beweging wordt gebracht, herkent zijn lichaam dat en kan hij meedoen en overnemen. Het nieuwe onderwijs in verplaatsingen is daarom niet gericht op het aanleren van technieken, maar op de basisbewegingen die eraan ten grondslag liggen. En dat is ook waar de ergocoach naar moet kijken bij het observeren van verplaatsingen. Klopt de uitgevoerde techniek met de basisbeweging? De basisbewegingen staan beschreven in goede naslagwerken van verplaatsingen. Zelf kun je er ook achter komen door simpelweg zelf de beweging te maken en stap voor stap te herleiden wat je doet.

Lastiger is het achter de eigen beweging te komen van cliënten met een afwijkend bewegingspatroon. Sommige cliënten hebben een aangepaste manier van bewegen door hun functionele mogelijkheden. Je komt dit met name tegen in de gehandicaptenzorg. Het loont zeker de moeite om uit te zoeken hoe het bewegingspatroon van de cliënt optimaal benut kan worden. Bijvoorbeeld door gebruik te maken van een spasme. Maar het kan ook eenvoudiger: let er eens op hoe iemand zich het makkelijkst aankleedt. Eerst het hoofd door zijn hemd of eerst de linker- of de rechterarm? Wanneer je daarop inspeelt, kan de cliënt veel meer zelf dan iedereen dacht.

Uitvoering

Bij de uitvoering van de technieken is er een aantal technische uitgangspunten die heel simpel te observeren zijn. Ze worden hier kort genoemd. Alle punten verschillen per techniek en horen daarom beschreven te zijn in het naslagwerk met verplaatsingen dat je gebruikt.

Weten wat je doet

Op de allereerste plaats moet de zorgverlener weten wat ze met de cliënt gaat doen. Welke verplaatsing gaat er gebeuren? Volgens welke techniek? En hoe ziet die techniek eruit? Welke kant gaat de beweging op? Welke beweging verwacht ze dat de cliënt zelf doet?

Voorbereidende handelingen

Altijd moeten vóór de verplaatsing voorbereidende handelingen uitgevoerd worden. Zoals het bed op de juiste hoogte zetten, kussens weghalen, ruimte maken, een hulpmiddel klaarzetten, een hoofdsteun in een andere stand zetten, enzovoort. Maar ook de cliënt de armen laten kruisen, de benen op laten trekken of de papegaai vast laten houden. Voorbereidende handelingen horen te staan in het naslagwerk met verplaatsingen. Let op of de collega deze handelingen doet.

Aanrakingspunt

Van grote invloed is de plaats waar de zorgverlener de cliënt aanraakt. Dit heet het aanrakingspunt. Per techniek verschilt het juiste aanrakingspunt. Het zijn echter wel meestal de plaatsen waar de gewrichten zitten waar aangeraakt en vastgepakt moet worden. Pols, elleboog, schouder, heup, knie, enkel.

Bij cliënten met veel pijn worden verplaatsingen zoveel mogelijk uitgevoerd met behulp van trekzeil of glijrol. Het aanrakingspunt is dan het materiaal van het hulpmiddel. Het aanrakingspunt hoort beschreven te zijn in je naslagwerk met verplaatsingen.

Richting

Daarna is belangrijk dat de richting van de beweging duidelijk is en klopt bij de beweging. Bijvoorbeeld de loopbeweging is in aanvang niet een stap naar voren. De richting van de beweging is namelijk eerst opzij. Als je loopt, breng je eerst je gewicht boven je rechter- of linkervoet, voordat je de andere voet op kunt tillen. Daarom zal de zorgverlener bij het geven van loopbegeleiding een zijwaartse beweging móeten inzetten. Doet zij dat niet en trekt ze de cliënt naar voren, dan lijkt de beweging op vallen. Dit roept angst op bij de cliënt die daardoor niet zal bewegen of juist naar achteren zal gaan.

Op de juiste plaats staan

Een beweging kan alleen goed ingezet worden wanneer de zorgverlener op de juiste plaats staat ten opzichte van de cliënt. Staat de zorgverlener bijvoorbeeld met haar buik tegen het bed en zet dan een stap naar achteren, dan roept dat een draaibeweging op bij de cliënt. Staat de zorgverlener daarentegen met haar zij tegen het bed en ze zet een stap naar achteren, dan roept dat een zitbeweging op.

Tijdens voorbereidende handelingen moet dus ook op de juiste plaats ruimte worden gemaakt.

Lichaamsgewicht gebruiken in plaats van spierkracht

Klachten aan het bewegingsapparaat ontstaan voor een groot deel omdat zorgverleners te veel kracht gebruiken bij verplaatsingen.

In plaats van veel kracht te gebruiken, moet een zorgverlener leren om verplaatsingen uit te voeren door het verplaatsen van haar eigen lichaamsgewicht. Hiermee voorkomt ze onnodig veel krachtsinspanning.

Neem bijvoorbeeld het draaien in bed van een cliënt. Dit verloopt zwaar voor nek, schouders en rug als de zorgverlener blijft staan. De beweging wordt dan alleen uitgevoerd door de cliënt met de armspieren, om te trekken. Als de zorgverlener haar armen echter gestrekt houdt en haar hele lichaam naar achteren beweegt, draait de cliënt door haar gewichtsverplaatsing.

Door het gebruik van lichaamsgewicht wordt de cliënt uitgenodigd om zelf te bewegen. Gebruik van spierkracht roept daarentegen passiviteit op.

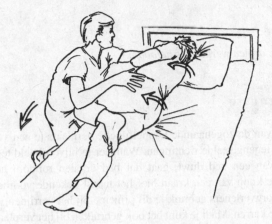

Figuur 5.6 Draaien door gewichtsverplaatsing.

Gebruik van de zwaartekracht

Behalve van het gewicht van je eigen lichaam kun je ook gebruikmaken van het lichaamsgewicht van de cliënt. Bij een omhoogverplaatsing in bed kun je bijvoorbeeld het bed in anti-Trendelenburg zetten.

Hefboomwerking

Als je met je handen een noot wilt kraken en het gaat niet, dan neem je een notenkraker. Een oude schutting breek je niet af met een keukenmesje, maar met een breekijzer. In het dagelijks leven maak je veel gebruik van de zogenoemde 'hefboomwerking'. Door middel van die hefboomwerking kun je met relatief weinig lichaamskracht een zware last verplaatsen.

Bij het draaien van een cliënt in bed kun je bijvoorbeeld je armen onder de cliënt schuiven met de handpalmen naar beneden gericht. Om dit voor elkaar te krijgen, heb je een stukje door je knieën moeten buigen. Wanneer je je daarna opstrekt, draait de cliënt op je onderarmen van je af. Hierbij werken je eigen armen als hefboom. De beweging van het gaan staan wordt omgezet in een draaibeweging van de cliënt via je onderarmen.

De hefboomwerking is van toepassing bij een beperkt aantal technieken.

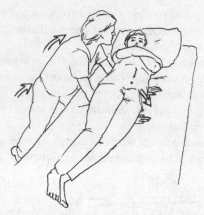

Figuur 5.7 De armen werken als hefboom.

Koppelfunctie

Door middel van de zogenaamde koppelfunctie verplaats je een voorwerp of een mens in twee tegengestelde richtingen. Wanneer je bijvoorbeeld tegen een van de vier hoeken van een bed duwt, gaat dat bed draaien rondom het middelpunt. Eigenlijk is de knop van een kraan hier het meest bekende voorbeeld van. In de praktijk van zorgverleners gebruik je dit principe bij het verrijden van bedden, til-liften en zware karren. Maar je kunt het ook gebruiken bij het verplaatsen van cliënten.

Wanneer je de benen van de cliënt eerst uit bed plaatst (naar beneden), helpt dat hem om zijn bovenlichaam tot zit (omhoog) te brengen.

De koppelfunctie is van toepassing bij een beperkt aantal technieken.

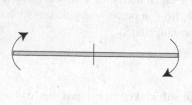

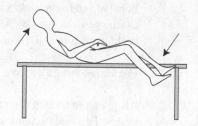

Figuur 5.8 A Een koppel.

B Het gebruik van de koppelfunctie bij het op de rand van het bed helpen van een cliënt.

De zes 'rijregels'

De uitgangspunten bij het verplaatsen van te manoeuvreren voorwerpen zijn verwoord in de zes 'rijregels' (3).

1 Maak gebruik van je lichaamsgewicht. Ga naar voren hangen als je duwt en naar achteren als je trekt.

2 Duw en draai nooit tegelijk; doe óf het een óf het ander.

3 Als je draait, loop dan zelf om het object heen en neem het in die beweging met je mee. Het object zal dan soepel om zijn as draaien. Laat het object nooit om jou heen draaien: je verwringt dan je rug. Probeer het maar eens met een vol winkelkarretje.

4 Plaats een van je voeten op het onderstel. Dat helpt bij het duwen. Bij een tillift is dat goed mogelijk. Als de wieltjes nog niet in de juiste richting staan, kun je ze op deze manier in de juiste rijrichting krijgen, zonder dat je met je armen hoeft te sjorren.

5 Beweeg gelijkmatig en rustig. Plotselinge bewegingen zijn slecht voor je lichaam en, in het geval van het manoeuvreren met een rolstoel of tillift, onplezierig voor de cliënt. Gebruik de 3-seconden-regel: neem altijd drie tellen de tijd om een kar rustig in beweging te krijgen. Dat is veel beter voor je lichaam.

6 'Keep 'm Rolling': vermijd veelvuldig stoppen en starten wanneer langere afstanden gereden moeten worden.

Als ergocoach ga je deze technische uitgangspunten steeds beter zien door vaak te observeren.

Dit is alleen aan te leren in praktisch onderwijs en door het zelf veel te doen. Dat hoeft niet alleen beperkt te blijven tot de verplaatsingen in de zorg. Als je om je heen kijkt, zie je deze uitgangspunten overal. Natuurlijk verdienen al deze punten een meer uitgebreide beschrijving. Ook dit kun je terugvinden in een goed naslagwerk met verplaatsingen.

Protocol

Een techniek moet dus overeenkomen met de natuurlijke beweging van de cliënt en moet goed worden uitgevoerd. Daardoor kan de cliënt zoveel mogelijk zelf doen. Dit wordt nog beter wanneer iedere zorgverlener dezelfde techniek toepast bij de betreffende cliënt. De herkenning is dan optimaal.

De meeste organisaties werken met verplaatsingsprotocollen of zijn bezig deze te ontwikkelen. Het doel hiervan is dat cliënten op eenduidige wijze verplaatst worden. In de praktijk blijft het erg moeilijk om mensen volgens protocol te laten verplaatsen. Enerzijds kun je zeggen dat verplaatsen altijd het ondergeschoven kind is geweest. Er was weinig aandacht voor en de aandacht die er nu voor is, moet steeds opnieuw worden bevochten. Anderzijds moeten we ook constateren dat bewegingen zich moeilijk in taal laten overdragen. Het vergt discipline en inzicht van een groep werkers om gemaakte afspraken na te komen. Als ergocoach heb je hier een belangrijke rol in. Je kunt helpen met het implementeren van het gebruik van verplaatsingsprotocollen, helpen met het invullen ervan en toezien op de naleving ervan.

Een protocol moet je niet alleen zien als richtlijn voor verplaatsingen. Het is ook een instrument om collega's bewust met verplaatsingen om te laten gaan. Een protocol helpt om communicatie op gang te brengen tussen cliënten, mantelzorgers en zorgverleners.

Scholing

Protocollen kunnen alleen maar goed toegepast worden als de zorgverleners allemaal geschoold zijn op het gebied van verplaatsingen en het toepassen van hulpmiddelen. De ergocoach is niet verantwoordelijk voor de scholing van de technieken. Wel kun je hierbij assisteren en bijhouden wie van de collega's nog/weer geschoold moet worden. Ook kun je lacunes in vaardigheden signaleren na een basisscholing en collega's ondersteunen door middel van klinische lessen. Daarnaast kun je bijvoorbeeld een nieuw hulpmiddel laten zien, samen uitzoeken hoe iets toegepast moet worden, of een al geleerde techniek met elkaar eens herhalen.

5.5 Techniek observeren

* Is de collega voldoende geschoold in de verplaatsingen van het protocol?
* Werkt de zorgverlener volgens protocol?
* Weet de zorgverlener van tevoren hoe de verplaatsing eruit gaat zien?
* Verricht de zorgverlener de juiste voorbereidende handelingen?
* Gebruikt de collega voldoende ruimte om de techniek uit te voeren?
* Klopt de uitvoering met de bedoelde techniek?
* Klopt de uitvoering met de natuurlijke beweging van de cliënt?
* Houdt de zorgverlener de cliënt op de juiste plaats vast (aanrakingspunt)?
* Staat de zorgverlener op de juiste plaats?
* Wordt de verplaatsing in de juiste richting uitgevoerd?
* Maakt de zorgverlener gebruik van haar eigen lichaamsgewicht door middel van gewichtsverplaatsing?
* Maakt de zorgverlener gebruik van het gewicht van de cliënt?
* Maakt de collega effectief gebruik van de hefboomfunctie? (Niet bij iedere techniek.)
* Maakt de collega effectief gebruik van de koppelfunctie? (Niet bij iedere techniek.)
* Verplaatst de zorgverlener te manouevreren voorwerpen volgens de zes rijregels?

Voorbeeld

Anna is ergocoach van Govert. Hij heeft schouderklachten ten gevolge van een omhoogverplaatsing in de stoel. Toen Anna hem vroeg naar de oorzaak van zijn schouderklachten vertelde hij haar dat hij mevrouw Van Dam omhoog had gesjord die onderuit gezakt was in haar stoel. Hij was achter haar gaan staan en had haar omhooggetrokken onder haar oksels. Toen Anna dit hoorde, werd ze boos. Ze hadden onlangs nog uitvoerig gesproken over mevrouw Van Dam en onder andere deze verplaatsing vastgelegd in het protocol. De afspraak was dat ze omhoog geholpen zou worden met behulp van een heel andere techniek, door middel van de 'schuifelmethode'. 'Als jij al last van je schouder hebt, kun je nagaan hoeveel pijn mevrouw Van Dam heeft van jouw verplaatsing', zegt ze. Govert vindt dat ze wel gelijk heeft en excuseert zich voor zijn onprofessionele handelen. Samen verdiepen ze zich nogmaals in de schuifelmethode en de eerstvolgende keer dat mevrouw Van Dam onderuit is gezakt, gaat Anna mee met Govert.

In dit voorbeeld werkte de zorgverlener niet volgens protocol.

Voorbeeld

Erkan is ergocoach van Anja. Zij klaagt over het rijden met de etenskar. Ze krijgt deze niet goed de bocht om gestuurd. Erkan observeert de verplaatsing en ziet dat Anja de hele tijd achter de kar blijft lopen en hem probeert te sturen zoals een winkelwagen. Die beweging is veel te zwaar voor armen en onderrug. Erkan adviseert haar om tegen een van de hoeken van de kar te duwen (gebruikmaken van de koppelfunctie). Daardoor gaat de kar gemakkelijk de bocht om.

In dit geval betrof het advies het gebruik van de koppelfunctie (zie ook de zes 'rijregels').

5.6 Contact

De aanwezigheid van contact is een voorwaarde voor het verplaatsen van cliënten. Geen contact of slechte communicatie leidt tot onnodig zware lasten en tot getrek en gesjor.

Contact wordt vaak opgevat als praten met elkaar. Praten is weliswaar een belangrijke vorm van contact, maar niet de enige en zeker niet de belangrijkste. Communicatie bestaat voor minimaal 70% uit non-verbaal contact. En bij contact met zieke mensen kan dat percentage ook nog wel hoger zijn. De letterlijke vertaling van het woord contact uit het Latijn is: 'met gevoel' of 'samen aanraken'. Met het woord contact drukken we uit dat mensen zich bewust zijn van elkaars aanwezigheid. Dit noem je: 'gevoelsmatige wisselwerking'. Je erkent dat de aanwezigheid van de ander invloed op je heeft. Dit geldt zowel voor de cliënt als voor de zorgverlener.

Haptonomie

De gevoelsmatige wisselwerking tussen mensen is het onderzoeksterrein van de haptonomie. Haptonomie betekent: 'de leer van het voelen'. Voelen wordt hier heel letterlijk gebruikt. Het voelen als zintuiglijke waarneming. Dat wat je waarneemt door middel van aanraken. Dat aanraken (tasten) gebeurt ook zonder direct huid-contact, door zintuiglijke waarneming wanneer je in elkaars nabijheid bent.

De grondlegger van de haptonomie in Nederland heet Frans Veldman. Hij heeft het 'onderwijs in verplaatsen' vormgegeven met zijn boek en film 'Lichte Lasten' (1). De inzichten in de gevoelsmatige wisselwerking en het effect daarvan op het ver-plaatsen van cliënten zijn ontleend aan dit werk.

Bij het haptonomisch verplaatsen is alles erop gericht om de ander zoveel mogelijk in staat te stellen zichzelf te bewegen. Dit vereist van de zorgverlener dat deze gaat kijken naar de invloed van haar aanraking op de bewegingsmogelijkheden van de cliënt. Bij een dwingende aanraking, bijvoorbeeld, zal een cliënt minder neigen tot samenwerken dan bij een uitnodigende aanraking.

Dat betekent dat je als ergocoach erop moet letten of de cliënt door je collega's vol-doende wordt uitgenodigd tot bewegen.

Uitnodigen

De zorgverlener kan natuurlijk gewoon vragen aan iemand om tot zit te komen of tot staan te komen. En dit is zeker ook aan te raden.

Het is echter niet genoeg. Als een zorgverlener de cliënt begeleidt bij het bewegen, moeten haar aanraking en beweging daarbij aansluiten. Wanneer ze verbaal vraagt om te komen staan, maar haar lichaamstaal 'zegt' iets anders, dan schept dat ver-warring bij de cliënt. Een eenvoudig voorbeeld hiervan is dat de zorgverlener een cliënt vraagt om te komen staan, maar zelf te dichtbij blijft staan. Hierdoor heeft de cliënt geen ruimte om de beweging uit te voeren. Wat ook voorkomt, is dat cliënten gesproken taal niet (meer) begrijpen en lichaamstaal wel. Daarom moet een zorg-verlener haar verbale vraag altijd vergezeld laten gaan met een lichamelijke vraag. Maar hoe moet ze dat doen?

Vragen – impuls geven

Vragen aan iemand om te gaan verplaatsen door middel van lichaamstaal is net als dansen. En dansen doe je met z'n tweeën. Degene die de dans leidt (de zorgverle-ner), houdt de ander vast (cliënt) en begint de beweging zelf. Deze beweging is de vraag aan de ander om ook in beweging te komen. Bij verplaatsingen is het net zo. De zorgverlener houdt de cliënt vast op de juiste plaats (aanrakingspunt) en gaat zélf bewegen. Door deze beweging ontstaat er druk in de gewenste richting. Deze druk is een prikkel die het lichaam van de cliënt via het zenuwstelsel aanzet tot be-wegen. Deze prikkel noemen we 'impuls'.

Een impuls ontstaat door druk te geven op de juiste plaats van het lichaam en daarna zélf de juiste beweging te maken in de juiste richting.

Het geven van impulsen moet worden aangeleerd aan de zorgverleners als belangrijkste onderdeel van het verplaatsen. In feite moeten ze leren om zelf bewegingen te maken in plaats van de cliënt te bewegen. Met het geven van een impuls valt of staat de techniek. Pas wanneer een zorgverlener de juiste impulsen geeft, kunnen de bewegingsmogelijkheden van cliënten volledig worden ingeschat.

Wachten

Het lichaam van de cliënt heeft even tijd nodig om te reageren op een impuls. De zorgverlener moet dus wachten na het geven van een prikkel. Ze moet wachten totdat ze voelt dat de ander zelf beweegt. Ieder lichaam heeft een andere 'reactiesnelheid'. Sommige cliënten reageren supersnel, anderen heel traag. Voor de meeste zorgverleners is het verrassend als ze voor het eerst voelen dat hun impuls een beweging uitlokt bij de cliënt. Zorgverleners zijn gewend om 'aan te pakken' en de beweging vóór de cliënt te maken. Hiermee nemen ze veel te veel last op zich en de cliënt wordt passief gemaakt. Dit is schadelijk voor het lichaamsbesef van de cliënt. Deze ervaart dat hij veel minder kan dan in werkelijkheid het geval is.

Natuurlijk is het wel zo dat bij cliënten met een neurologische aandoening – dwarslaesie, halfzijdige verlamming, MS, ALS – de prikkel niet of minder doorgegeven wordt. Toch moet de zorgverlener altijd op zoek gaan naar wat de cliënt nog wel kan. Dit kan alleen maar door in gesprek met de cliënt uit te zoeken op welke impuls wel gereageerd wordt en op welke niet. Het kan bijvoorbeeld heel goed zijn dat iemand aan de linkerkant van zijn lichaam veel beter reageert op prikkels dan aan zijn rechterkant. Hierdoor wordt het bewegingsvermogen van de cliënt gerespecteerd en benut.

Meegaan met de beweging

Een goed gegeven impuls roept de beweging op die de zorgverlener bedoelt.
Een cliënt spant bijvoorbeeld zijn beenspieren en trekt zijn been op. Echter hóe hij dit doet, verschilt per cliënt. De ene zal het snel doen, de ander langzaam, een derde trillerig, een vierde stijfjes. Nu is het de kunst om deze persoonlijke reactie te blijven voelen en erop te reageren. Dit reageren doet de zorgverlener door mee te gaan in de beweging van de cliënt. De grootte van de stap, de snelheid van de beweging, de wijze waarop wordt bewogen: aan dit alles past de zorgverlener zich aan, mits het veilig is.

Uitnodigen = impuls geven, wachten, meegaan

Het uitnodigen tot bewegen bestaat uit: impuls geven, wachten en meegaan in de beweging.
Dit speelt zich af in (delen van) seconden. Na deze eerste reeks blijft de zorgverlener impulsen geven, wachten en meegaan. Eigenlijk zonder dat je het ziet. Het

wordt een vloeiend samengaan van bewegen van de zorgverlener en de cliënt. Net zoals stijldansen vloeiend verloopt.

Het lukt niet, waar kan het aan liggen?

Het voorgaande klinkt natuurlijk heel idyllisch: stijldansen aan het bed. In de praktijk ziet het er vaak wel wat minder soepeltjes uit. Waar kan dat aan liggen?

Heel simpel: óf de zorgverlener doet iets verkeerd óf de (bewegings)mogelijkheden van de cliënt zijn te beperkt. Niet alleen lichamelijke beperkingen kunnen het verplaatsen bemoeilijken, ook angst, wanen of tegenzin. Het is in deze situaties van groot belang dat de zorgverlener bij zichzelf nagaat of zijzelf de geestelijke of lichamelijke beperkingen van haar cliënt heeft veroorzaakt door haar benaderingswijze.

Om dat laatste uit te sluiten noemen we hier nog een aantal factoren die een rol spelen bij het contact tussen de zorgverlener en de cliënt.

Naderen

De zorgverlener kan zich al uit de verte kenbaar maken. Met gebruik van haar stem, door haar lichaam naar de cliënt toe te wenden en door de cliënt aan te kijken, maakt ze op afstand al contact. Wanneer ze met aandacht nadert, voelt ze wat de juiste afstand is tot die cliënt.

Het meest veilig voor de cliënt is naderen binnen het gezichtsveld. Sommige cliënten zijn echter makkelijker te (be)naderen vanaf hun linker- of juist rechterzijde. Belangrijk in het naderen is dat de zorgverlener zich aanwezig opstelt. Wanneer de cliënt haar niet zou zien, voelt hij wel alvast haar aanwezigheid. Bij (sub)comateuze en terminale cliënten moet rekening gehouden worden met een zeer beperkt waarnemingsvermogen op afstand. Ook heel dichtbij is het mogelijk dat ze de zorgverlener niet opmerken en dan ineens vreselijk kunnen schrikken.

De intieme ruimte

Iedereen heeft om zich heen een gebied dat we de 'intieme ruimte' noemen. Dat is de ruimte waarin de intieme contacten plaatsvinden tussen familieleden, vrienden en partners. Dat gebied is rondom je, ongeveer zo groot als de afstand waarop je iemand een hand geeft. Dat gebied ervaar je als van jou.

Als de zorgverlener in deze ruimte van de cliënt komt, dan mag ze daar niet plotseling inbreken. Ze moet zich eerst kenbaar maken aan de cliënt en aftasten tot hoever ze mag komen en op welke voorwaarden. Als ze 'inbreekt' – bijvoorbeeld plotseling met een washand naar het gezicht van de cliënt beweegt – dan brengt dat een schrikreactie teweeg. Hierdoor deinst de cliënt van haar terug. Het vertrouwen is dan weg en verplaatsen is voorlopig onmogelijk.

Andersom geldt dit natuurlijk ook. De cliënt bevindt zich ook in de intieme ruimte van de zorgverlener. Wanneer de cliënt de grenzen van de zorgverlener niet respecteert, is verplaatsen (en verzorgen) net zo goed onmogelijk.

Soms geven zorgverleners dit als reden dat ze niet te dichtbij een cliënt willen komen. Op afstand werken en verplaatsen vergroot echter de zwaarte van de last. Als ergocoach kun je je collega's hierop wijzen. Bij cliënten waarbij werkelijk sprake is van grensoverschrijdend gedrag moeten daarover afspraken worden gemaakt en kan eventueel eerder worden besloten om met hulpmiddelen te werken. De last is dan immers te zwaar, omdat er een grotere afstand in acht wordt genomen.

Bewegingsruimte

De lichaamshouding van de zorgverlener is bepalend voor de ruimte die de cliënt heeft om te bewegen. Wanneer ze bijvoorbeeld te dichtbij staat, kan de cliënt niet tot staan komen. Wanneer ze gebogen staat over een deel van het lichaam, dan 'drukt' dat de cliënt naar beneden. Wanneer ze zich opstrekt, kan de cliënt zich ook opstrekken, enzovoort.
De cliënt heeft ruimte nodig om een beweging uit te kunnen voeren.

Tempo

Bij 'meegaan met de beweging' is al vermeld dat naar het tempo van de cliënt geluisterd moet worden. Doet de zorgverlener dit niet, dan is dat te zien aan het lichaam van de cliënt. De beweging van de cliënt gaat eerst weg van de zorgverlener. Wanneer de verplaatsing doorgezet wordt door de zorgverlener, dan komt het lichaam van de cliënt wel mee in de beweging, maar blijft het hoofd achter. Je krijgt dan een zogenaamde 'whiplash-beweging' te zien: het hoofd komt in de nek. Bij het observeren weet je dan dat de zorgverlener te snel beweegt ten opzichte van de cliënt.

Bewegingsvrijheid

Als de cliënt zich niet vrij voelt om op zijn eigen manier te bewegen, zal hij gaan protesteren of heel passief worden. In beide gevallen zal de verplaatsing te zwaar verlopen. De wijze van aanraken zal daarom niet vrijheidsbeperkend moeten zijn. Dat betekent dat de zorgverlener nooit onnodig moet vastgrijpen en knijpen. Dit gebeurt onbewust zeer veel. Cliënten worden bijvoorbeeld rond hun polsen omvat bij het helpen staan en lopen. Een greep om stevigheid te bieden die echter averechts uitpakt. Zorgverleners zullen vooral de kunst moeten leren om cliënten hun gang te laten gaan en om alleen daar te begeleiden waar het nodig is.
Let er bij collega's op of ze niet onbewust te veel doen en daarmee de bewegingsvrijheid van de cliënt beperken.

De cliënt in zijn geheel bewegen

Bij 'impuls geven' heb je gelezen dat de zorgverlener zelf de beweging moet maken om de cliënt uit te nodigen. Nu is het zo dat de zorgverlener dat met haar hele lichaam moet doen én niet alleen met haar handen en armen. Wanneer verplaatsingen met de cliënt alleen met handen en armen worden gedaan, dan voelt de cliënt zich getrokken en geduwd. In onze taal kennen we daar ook het woord 'gemanipuleerd' voor. Manipuleren betekent: 'naar je hand zetten' en drukt onvrijheid uit. Wanneer de zorgverlener impulsen geeft door het bewegen van haar gehele lichaam, voelt de ander zich vrij om mee te komen. Bij het observeren kun je zien dat de lichamen dan als een geheel bewegen.

Het prettige van deze manier van werken is dat de zorgverlener zelf ook beter in beweging blijft. Wanneer verplaatsingen alleen met handen en armen worden uitgevoerd, blijft de onderrug stil en stijf. Dit wordt voorkomen door zelf totaal te bewegen.

Taal en tellen

Helemaal in het begin van dit hoofdstuk is het 'verbale uitnodigen tot bewegen' genoemd. Het verbale uitnodigen vindt tegelijk plaats met het lichamelijke uitnodigen. Hierbij is het van belang hoe de zorgverlener de vragen formuleert. Wanneer een zorgverlener de cliënt mondeling uitnodigt tot bewegen, dan moet ze exact verwoorden wat ze van de cliënt verwacht. Bijvoorbeeld 'pakt u mijn pols maar vast', terwijl ze haar hand naar die van de cliënt beweegt. De mondeling gestelde vraag sluit dan aan op haar lichaamsbeweging. De boodschap is duidelijk wanneer er één opdracht per keer genoemd wordt.

Een heel verhaal vooraf aan een beweging heeft geen zin. Ook zeggen wat ze zelf doet, is meestal overbodig. Een formulering als: 'bij drie til ik u op' werkt zelfs averechts, want de cliënt gaat liggen wachten totdat ze gaat verplaatsen.

Tellen wordt veel gedaan bij verplaatsingen, maar is af te raden. Het is als je telt (1...2...?) namelijk heel moeilijk om te wachten totdat de cliënt in beweging komt. Het gevaar is groot dat de zorgverlener wel beweegt op het afgesproken tijdstip, maar de cliënt iets vroeger, iets later of helemaal niet. Dat is een typisch moment om 'door de rug te gaan'. Dit kan voorkomen worden door niet te tellen, maar de cliënt mondeling en lichamelijk uit te nodigen. Bij de eerste reactie van de cliënt wordt dan de beweging samen gemaakt.

Geduld

Tot slot kunnen mensen 'heel ver weg' zijn, bijvoorbeeld diep demente mensen of (sub)comateuze mensen. Deze cliënten vergen zeer veel van het geduld en vermogen van de zorgverlener om contact te maken.

Bij deze mensen is het aan te raden te verzorgen volgens de richtlijnen van de Passiviteiten Dagelijks Leven (PDL). Dit is een wijze van verzorgen die aansluit op de haptonomische benadering en heel praktisch is uitgewerkt. Cliënten worden in teamverband door iedereen op dezelfde wijze verzorgd. Het lichaam wordt met zeer veel respect behandeld om geen spanning op te roepen. Zo wordt bijvoorbeeld altijd eerst de buitenzijde van een lichaamsdeel aangeraakt en niet meteen de binnenzijde. Omdat voor deze mensen de lichamelijke verzorging vaak hun enige 'dagbesteding' is, moet de kwaliteit hiervan optimaal zijn. Wanneer er dán uit onkunde aan mensen wordt getrokken en gesjord, is dat extra erg.

5.7   Contact observeren

- Wordt de cliënt verbaal voldoende uitgenodigd tot bewegen?
- Formuleert de zorgverlener de opdracht aan de cliënt goed?
- Wordt de cliënt lichamelijk voldoende uitgenodigd tot bewegen?
- Geeft de zorgverlener de juiste impuls?
  - Geeft ze druk op het juiste aanrakingspunt?
  - Maakt ze zelf een goede beweging?
  - Beweegt ze zelf in de juiste richting?
- Wacht de zorgverlener na de impuls op de beweging van de cliënt?
- Gaat de zorgverlener mee in de beweging van de cliënt?
- Is er contact tussen de zorgverlener en de cliënt tijdens het naderen?
- Handelt de zorgverlener respectvol in de intieme ruimte van de cliënt?
- Gedraagt de cliënt zich respectvol in de intieme ruimte van de zorgverlener?
- Heeft de cliënt voldoende ruimte om de beweging uit te voeren?
- Wordt de beweging uitgevoerd in het tempo van de cliënt?
- Is de wijze van vasthouden door de zorgverlener dusdanig dat de cliënt voldoende bewegingsvrijheid heeft?
- Voert de zorgverlener de verplaatsing uit met haar gehele lichaam of alleen met haar handen en armen?
- Heeft de zorgverlener geduld?

Voorbeeld

Betty is ergocoach van Denise. Denise vindt het verplaatsen van de benen van cliënt Bernhard heel zwaar gaan. Bernard is een dementerende man die grotendeels op bed verzorgd wordt. Denise klaagt dat hij totaal niet meewerkt. Betty observeert de verplaatsing. Ze constateert dat Denise haar ene hand in de knieholte van Bernhard plaatst en haar andere hand bovenop de voet. Er is inderdaad geen beweging in het been te krijgen. Dit komt omdat Denise de voet op de verkeerde plaats vasthoudt. Betty adviseert Denise haar hand niet boven op de voet te plaatsen, maar onder de bal van de voet. Wanneer je op die beide plaatsen druk geeft en zelf beweegt richting het hoofdeinde van het bed, dan krijgt de cliënt wel de prikkel om zijn been op te trekken.

Bernard reageert inderdaad, maar nog niet genoeg. Betty doet voor dat zelfs de duim niet op de wreef geplaatst mag worden, anders is de prikkel niet duidelijk.

Wanneer Denise dat advies opvolgt, is Bernards eigen beweging veel krachtiger.

In dit geval betrof het advies de juiste impuls.

Voorbeeld

Jacco is ergocoach van Hans. Hans zorgt voor Michelle. Zij heeft een verstandelijke handicap en ze is slechtziend. Michelle is zeer afhankelijk van Hans wanneer ze naar buiten gaan. Tijdens het lopen leunt ze op hem met een groot deel van haar gewicht. Hans vindt dit veel te zwaar. Ook omdat hij weet dat ze helemaal niet hoeft te leunen. In haar eigen kamer kan ze alleen lopen.

Hij overweegt om haar voortaan buiten met een rolstoel te verplaatsen.

Hij roept eerst de hulp in van Jacco, die Hans en Michelle observeert. Jacco ziet al snel dat Hans Michelle te stevig ondersteunt tijdens het lopen. Hij loopt 'gearmd' met haar en ten overvloede houdt hij haar pols nog vast. Dit is helemaal niet nodig. Het roept een averechts effect op. Michelle raakt door deze onvrijheid van aanraken haar zekerheid kwijt en gaat overmatig leunen. Om Hans duidelijk te maken dat Michelle's afhankelijkheid komt door zijn wijze van vastpakken, loopt Jacco een stukje met Michelle. Hij vraagt Michelle hoe ze graag loopt. Haar antwoord is dat ze haar eigen hand in die van Jacco legt. Jacco doet verder niets met die hand. Hij omknelt niet, legt zijn duim er niet bovenop, slaat zijn pink niet om haar pols. Hij laat haar hand vrij in de zijne liggen en begint rustig te lopen. Michelle loopt gewoon met hem mee. Op haar eigen benen.

Later laat Jacco Hans zelf het effect voelen van een vrije en een onvrije aanraking.

Dit advies betrof de wijze van aanraken.

Verwerkingsvragen

1 Kun je van paragraaf 5.3 (Houding observeren), 5.5 (Techniek observeren) en 5.7 (Contact observeren) één observatielijst maken? Noem deze lijst 'Observatielijst haptonomisch verplaatsen' en gebruik deze de eerstvolgende keer dat je verplaatsingen gaat observeren.

2 Kun je de 'Observatielijst haptonomisch verplaatsen' een plaats geven in het Model probleemanalyse uit hoofdstuk 4? Gebruik hem bij het geven van je adviezen.

Geraadpleegde literatuur

1   Veldman F. Lichte Lasten. *Kinesionomie bij de verzorging en behandeling van patiën-ten.* Spruyt, Van Mantgem & De Does, Leiden, 1970.
2   Mol IM. *Tillen in de Thuiszorg. Hoe je rugklachten kunt voorkomen.* Elsevier gezond-heidszorg, Maarssen, tweede druk, tweede oplage 2003.
3   Knibbe N en Knibbe H. LOCOmotion, *Rugboekje. Wat kun je zélf doen om rugklachten te voorkomen?* Sectorfondsen Zorg en Welzijn, Utrecht, 2002.
4   Academie voor Haptonomie en Kinesionomie. Notities van colleges gevolgd aan deze academie, Doorn z.j.
5   Meyers LP, Knibbe NE, Beune HAT, Breur G. Ruimte voor gezond werk in de ouderen-zorg. AWOB, Bunnik 1998.

6

Hulpmiddelen en aanpassingen

Annemarie Klaassen

6.1   Inleiding

Bij het bespreken van het integraal beleid fysieke belasting zijn de hulpmiddelen al aan de orde geweest. Een van de onmisbare onderdelen van het beleid fysieke belasting is de aanwezigheid van voldoende adequate hulpmiddelen. Je kunt met elkaar afspreken dat iemand die niet zelfstandig kan staan met een tillift geholpen moet worden. Als die tillift er echter niet is of van ver moet komen, dan werkt de afspraak niet en mislukt je beleid. Dit moet een organisatie regelen door hulpmiddelen aan te schaffen en wachtlijsten voor hulpmiddelen te verbieden.

In dit hoofdstuk gaan we het niet over het beleid hebben, maar over de keuze van het goede hulpmiddel. Hoe zorg je ervoor dat de cliënt met het juiste hulpmiddel geholpen wordt? Hoe help je je collega's om die keuze goed te maken? Hoe zorg je ervoor dat de cliënt het hulpmiddel ook daadwerkelijk tot zijn beschikking krijgt? Welke werkruimte heb je nodig om met bijvoorbeeld een tillift te kunnen werken? Hier gaan we nader op in zonder een opsomming te geven van alle mogelijke hulpmiddelen. De afgelopen jaren zijn er onnoemlijk veel hulpmiddelen ter beperking van fysieke belasting in de zorg ontwikkeld. Dit varieert van kleine, heel simpele hulpmiddelen tot volledig elektrische tilliften, die door de cliënt zelf bediend kunnen worden. Als we al deze hulpmiddelen zouden moeten behandelen, zou dit een boek worden dat niet te tillen is. Bovendien zou het boek al heel snel achterhaald zijn door de ontwikkelingen: die gaan namelijk zo snel dat het niet bij te houden is. De laatste jaren is er niet alleen veel aandacht geweest voor de ontwikkeling van hulpmiddelen, maar ook voor producten om de juiste keuze van hulpmiddelen te bewerkstelligen. In het kader van een project van ZonMw is een aantal 'simpele' producten ontwikkeld, die helpen bij zowel de keuze als het gebruik van hulpmiddelen. De naam van dit project is Goed Gebruik[1].

We beschrijven in dit hoofdstuk de producten van Goed Gebruik. Vervolgens wordt beschreven hoe je ervoor kunt zorgen dat de hulpmiddelen goed gebruikt worden. Maar we beginnen natuurlijk met jullie rol: wat doe je als ergocoach allemaal rond

---

[1] www.goedgebruik.nl / www.locomotion.nu

inzet en gebruik van hulpmiddelen? Als laatste komt de mogelijke weerstand tegen hulpmiddelen aan de orde.

6.2 De rol van de ErgoCoach bij de inzet en het gebruik van hulpmiddelen

De rol van de ergocoach bij de inzet en het gebruik van hulpmiddelen kan beschreven worden aan de hand van het proces van inzet van hulpmiddelen. Hierin zijn de volgende stappen te onderscheiden.

1 Aan de hand van de Praktijkrichtlijnen beoordelen dat een cliënt niet meer manueel verplaatst kan worden.
2 Overleg met de cliënt hoe het verplaatsingsprobleem opgelost kan worden.
3 Aan de hand van de Praktijkrichtlijnen het hulpmiddel of de hulpmiddelen kiezen waarmee de verplaatsing wel gedaan kan worden.
4 Beoordelen of de werkomgeving geschikt is om het hulpmiddel te gebruiken.
5 Vastleggen van gebruik van het hulpmiddel in het verplaatsingsprotocol.
6 Introduceren van het hulpmiddel bij de cliënt.
7 Instrueren van collega's in het gebruik van het hulpmiddel.
8 Toezien op het naleven van de afspraken die gemaakt zijn in het verplaatsingsprotocol.
9 Evalueren en volgen van de cliëntsituatie: voldoet het hulpmiddel ook na verloop van tijd nog?
10 Bij langdurige noodzaak voor een hulpmiddel begeleiden van de aanvraag van een definitieve verstrekking van het hulpmiddel[2].

Deze stappen dienen bij elk hulpmiddel en in iedere cliëntsituatie genomen te worden. Het is natuurlijk niet zo dat een ergocoach altijd bij de inzet van ieder hulpmiddel betrokken zal zijn. Vaak zal een zorgverlener zelf, samen met de cliënt, dit proces doorlopen.

Wanneer zijn ErgoCoaches betrokken bij dit proces?

1 Bij de beoordeling of een cliënt niet meer manueel verplaatst kan worden
Hierbij word je betrokken als een collega je vraagt om mee te kijken of als je signaleert dat er grenzen overschreden worden of dit vermoedt. In zo'n beoordeling bekijk je of de Praktijkrichtlijnen toegepast worden in de betreffende situatie. Je analyseert de situatie samen met je collega. In hoofdstuk 4 hebben we daar al een methode voor gegeven.

---

[2] In dit boek wordt geen overzicht gegeven van de instanties waar de hulpmiddelen aangevraagd moeten worden. Deze processen zijn namelijk nogal aan verandering onderhevig. Op de al genoemde websites kun je nakijken waar de aanvragen gedaan moeten worden. Hierbij kun je ook gebruikmaken van het hulpmiddelenboekje, uitgegeven in het kader van het ZonMw project 'Goed Gebruik'. Deze wordt namelijk regelmatig herzien.

Voorbeeld

Mevrouw Jansen woont in een verzorgingshuis en heeft hulp nodig bij de transfer van bed naar rolstoel. Mevrouw kan nog gaan staan met ondersteuning van de verzorgenden. Als ze eenmaal staat, wankelt ze snel en heeft ze ook een steuntje nodig. Tussen de verschillende verzorgenden is verschil van mening of het nog verantwoord is dat mevrouw zonder hulpmiddel geholpen wordt. De ene helft vindt dat mevrouw wel erg zwaar leunt op de verzorgenden en dat ze veel kracht moeten zetten om mevrouw tot staan te krijgen. De andere helft vindt dit onzin en stellen dat het juist goed is voor mevrouw als ze nog beweging krijgt: ze wordt anders wel erg afhankelijk. De verzorgenden besluiten de ergocoach van hun afdeling, Janneke, mee te vragen om hen te adviseren.

Janneke vraagt de verzorgenden mevrouw te ondersteunen bij het opstaan, zodat zij kan beoordelen of de transfer te zwaar is. Ze legt mevrouw uit dat ze dat aan de hand van de Praktijkrichtlijnen zal doen en dat ze samen met mevrouw en de verzorgenden gaat zoeken naar een manier waarop de transfer voor zowel mevrouw als de verzorgenden veilig uitgevoerd kan worden. In de Praktijkrichtlijnen staat dat als de cliënt niet zelfstandig op kan staan, maar wel enige rompbalans heeft en enigszins steun kan nemen op de benen, er een actieve tillift nodig is. Zonder hulpmiddelen bij de transfer helpen, mag alleen als de cliënt vrijwel zelfstandig kan opstaan, maar onzeker is. Dit is duidelijk niet het geval. Aangezien mevrouw ook aangeeft erg onzeker te zijn en bang te zijn dat ze valt adviseert Janneke dan ook om een tillift in te zetten.

2 Bij de indicatie van het hulpmiddel

Ergocoaches worden vooral bij dit proces betrokken als de collega daarom vraagt. Een collega zal om hulp vragen in lastige situaties, bijvoorbeeld als een cliënt liever niet met een hulpmiddel geholpen wil worden. Dit komt soms voor als cliënten door die hulpmiddelen geconfronteerd worden met hun achteruitgang of als ze een hulpmiddel niet kennen en daardoor onzeker zijn. Ook zullen ze om hulp vragen àls ze problemen hebben bij de keuze van een hulpmiddel, als de situatie afwijkt van een standaardsituatie. Dit komt bijvoorbeeld voor bij een beenamputatie en de keuze van een tillift of bij het verplaatsen van een erg zware cliënt in bed.

Collega's zullen vaker om hulp vragen als ze goede ervaringen hebben met de adviezen van de ergocoach. Ook is het van belang dat je 'zichtbaar' en gemakkelijk bereikbaar bent voor je collega's. Soms kun je ook ongevraagd advies geven aan je collega's: bijvoorbeeld als je op de afdeling merkt dat het verplaatsen van een cliënt moeizaam gaat of dat collega's klachten gaan vertonen of klagen over de situatie (bijvoorbeeld dat ze zo moe zijn als ze een bepaalde cliënt verzorgd hebben).

In sommige organisaties geldt de afspraak dat de ergocoach altijd betrokken wordt als een tillift ingezet wordt. Zoals gezegd worden tilliften door de Inspectie voor de Volksgezondheid beschouwd als risicovolle hulpmiddelen. Er zijn dan ook organisaties die ervoor kiezen om de indicatie voor een tillift en de keuze van de tilbanden altijd door een deskundige te laten doen. De Inspectie geeft aan dat een van de redenen dat er regelmatig ongelukken gebeuren met tilliften is, dat de keuze voor de soort tillift en tilband niet goed gemaakt wordt. Dan is de keuze dat je dat door een expert laat doen gauw gemaakt, zou je denken. Er is ook veel voor te zeggen: ergocoaches zijn speciaal opgeleid voor dit soort adviezen. Bovendien doen ze veel indicaties als ze zo'n keuze bij alle tilliften moeten maken: ze bouwen zo veel ervaring op.

Toch zitten er ook nadelen aan dit model. Door deze werkwijze af te spreken, zeg je eigenlijk dat inzetten van een tillift iets bijzonders is. Iets wat niet iedere zorgverlener kan doen. Dit kan een drempel opwerpen voor de inzet van tilliften en dat is ook niet de bedoeling. Inzet van een tillift zal vaak gebeuren in standaardsituaties. Dit zijn situaties waarin de keuze voor de soort tillift voor de hand ligt en best door iemand anders dan een ergocoach gedaan kan worden. Van belang is wel dat je in je organisatie goed afspreekt wie een indicatie voor een hulpmiddel mag doen. Als ergocoach is het belangrijk goed te kunnen aangeven waar je voorkeur ligt. Daarom geven we kort de voor- en nadelen in een kader weer. Vaak wordt er door een organisatie voor gekozen om de keuze van hulpmiddelen door medewerkers van minimaal kwalificatieniveau 3 te laten maken. Zij moeten dan wel geschoold zijn in indicatie en gebruik van transferhulpmiddelen.

Tabel 6.1 De indicatie van tilliften gebeurt altijd door een ergocoach: voor- en nadelen

Voordelen	Nadelen
• kwaliteit van de indicatie van tillift én tilband is goed door extra kennis ergocoach	• er wordt een drempel opgeworpen om een tillift in te zetten
• ergocoach ziet alle cliënten waar een tillift gebruikt wordt	• het kost tijd om een ergocoach in te schakelen
• ergocoach ziet regelmatig collega's en kan bezien of kennis en vaardigheden op peil zijn	• draagvlak is minder als de keuze door iemand anders gemaakt wordt
• ergocoach kan beoordelen of de werkruimte geschikt is	• in standaardsituaties zijn medewerkers vanaf niveau 3 vaak voldoende vaardig om te indiceren
	• hulpverleners kunnen zich afhankelijk gaan opstellen van de ergocoach

Soms hoeven ergocoaches alleen bij een keuze betrokken te worden als er een hulpmiddel nodig is dat niet tot het standaardassortiment van een organisatie behoort en er iets gehuurd moet worden. Organisaties stellen dan dat het standaardassortiment door iedereen vanaf niveau 3 geïndiceerd moet kunnen worden en scholen de medewerkers daarvoor. Alles wat afwijkt van het standaardassortiment vraag extra kennis, die niet iedere medewerker bezit. Bovendien worden hulpmiddelen die afwijken van het standaardassortiment veel minder vaak ingezet. Medewerkers kunnen dan te weinig kennis en ervaring opdoen om de indicatie te kunnen stellen. Ergocoaches zijn daar dan beter voor toegerust. Daarbij komt natuurlijk dat het inhuren van hulpmiddelen geld kost en organisaties willen graag dat er een extra controle is dat die inzet echt nodig is.

Voorbeeld

Om tot een goede keuze voor een tillift te komen, gebruikt ergocoach Janneke het hulpmiddelenboekje (zie pagina 129). Het hulpmiddelenboekje geeft een overzicht van de hulpmiddelen die uitgeleend worden door de thuiszorg. In het boekje wordt beschreven wat de indicaties voor die hulpmiddelen zijn, en voor tilliften staat er een keuzeschema in dat helpt bij het kiezen van de juiste tillift. Met behulp van dit keuzeschema wordt in overleg met mevrouw en de verzorgenden gekozen voor een actieve tillift, omdat mevrouw nog wel kan staan. Rekening houdend met de woonsituatie van mevrouw (haar kamer is niet zo groot en ze heeft vloerbedekking) wordt gekozen voor een bij de woning passend verrijdmechanisme. Omdat mevrouw bijna 100 kg weegt, wordt gekozen voor een elektrisch verrijdbaar onderstel. Aan mevrouw wordt uitgelegd dat het op deze manier mogelijk is dat zij de tillift nu zelfstandig kan verrijden en dus het heft nog wel een beetje in handen kan houden.

Er wordt overlegd hoe veilig mevrouw staat in een verrijdbare tillift en op grond van dit overleg wordt besloten dat een antislipband (die van voren sluit) mevrouw het meest veilige gevoel geeft.

Na twee weken komt iedereen weer bij mevrouw bij elkaar om te kijken hoe het gaat, of iedereen er goed mee kan werken en hoe mevrouw het ervaart en er wordt besloten voorlopig op deze manier door te gaan. Dit wordt in het zorgdossier opgenomen.

---

3 Bij de scholing van collega's in het gebruik van hulpmiddelen

Zoals in hoofdstuk 2 al is gesteld, zullen ergocoaches vaak betrokken zijn bij de scholing van hun collega's in het indiceren en gebruik van hulpmiddelen. Het is van groot belang dat alle medewerkers die met verplaatsingshulpmiddelen moeten werken hierin goed geschoold zijn. Het zijn namelijk vaak hulpmiddelen die risico's met zich meebrengen als ze gebruikt worden. We hebben al gezien dat de Inspectie hier ook veel belang aan hecht.

We zijn er echter niet als medewerkers één keer geschoold worden. Soms komt het namelijk voor dat je een tijdje niet gebruikmaakt van een hulpmiddel, en je kennis en vaardigheden moeten dan opgefrist worden. Ook komt het vaak voor dat er in de loop van de tijd fouten in het gebruik van een hulpmiddel optreden. Ze worden dan bijvoorbeeld gebruikt in een te kleine ruimte of in combinatie met andere hulpmiddelen die er niet bij passen.

Het is in al deze gevallen een belangrijke taak van ergocoaches dat ze aan deskundigheidsbevordering van alle collega's doen. Dit kan structureel, bijvoorbeeld in de vorm van een- of tweejaarlijkse geplande refreshes. Het kan ook ad hoc, bijvoorbeeld als er een wat minder gebruikt hulpmiddel ingezet wordt. Je traint dan de mensen die dat hulpmiddel moeten gebruiken in een bepaalde cliëntsituatie. Dit kan ook gebeuren als een collega aangeeft wat onzeker te zijn in het gebruik van het hulpmiddel.

Soms zul je als ergocoach ook signaleren dat het kennis- en vaardigheidsniveau van een of meerdere collega's niet (meer) voldoende is. Het is dan jouw verantwoordelijkheid om dit met die collega's te bespreken en een voorstel aan het management te doen om die collega's (tussentijds) bij te scholen.

Voorbeeld

Het is voor het eerst dat er een tillift ingezet wordt waarbij een elektrisch verrijdbaar onderstel gebruikt wordt. Ook de antislipband is nog nooit gebruikt op de afdeling. Janneke besluit dan ook samen met het afdelingshoofd om tijdens het werkoverleg een instructie aan de collega's te geven over het gebruikt van deze tillift. Ze vraagt mevrouw Jansen of ze mee wil werken aan deze instructie. Mevrouw Jansen vindt dit wel gezellig en ze geeft aan dat het haar wel een veilig gevoel geeft dat iedereen geschoold wordt. Iedereen is dus welkom. De collega's vinden het eerst een beetje vreemd dat mevrouw Jansen lastiggevallen wordt. Kun je dat wel maken? Als ze merken dat mevrouw Jansen het leuk vindt, gaan ze akkoord. Ze kunnen nu 'levensecht' oefenen en dat is eigenlijk wel goed.

---

4 Bij gebruik van het verplaatsingsprotocol

Ergocoaches hebben in veel organisaties een belangrijke taak in het stimuleren van gebruik van het verplaatsingsprotocol. Als er nog niet gewerkt wordt met het verplaatsingsprotocol zijn ze vaak ook betrokken bij het ontwikkelen van een verplaatsingsprotocol. Van belang is hierbij dat er in de organisatie goed is afgesproken wanneer een verplaatsingsprotocol ingevuld moet worden, door wie dat gebeurt, wie het protocol bijhoudt, waar het te vinden is en wie toeziet op de naleving daarvan. In de meeste organisaties is dat de eerstverantwoordelijke zorgverlener. De ergocoach ondersteunt dan gevraagd en ongevraagd. In situaties waar de ergocoach betrokken is bij de keuze van het hulpmiddel is het vanzelfsprekend dat ze ook betrokken is bij het invullen van het verplaatsingsprotocol.

De ergocoach is op een meer overstijgend niveau wel verantwoordelijk voor het invullen van het verplaatsingsprotocol, het bijhouden en het naleven daarvan. Dit lijkt in tegenspraak met wat hiervoor staat, maar dat is niet zo. De ergocoach heeft een belangrijke rol om in het team constant aandacht te vragen voor het verplaatsingsprotocol. Dit kan ze bijvoorbeeld doen door in het cliëntenoverleg het belang aan te geven of bij een individuele cliënt na te vragen of er een verplaatsingsprotocol is ingevuld. Ze heeft ook een signaalfunctie naar zowel de teamleden als de organisatie, als het gebruik of naleven van de afspraken in het protocol wat wegzakt op een afdeling of in een team.

5 Bij evaluatie van gebruik van het hulpmiddel

In de meeste gevallen is evaluatie van het gebruik van het hulpmiddel een taak die door de eerstverantwoordelijke zorgverlener uitgevoerd wordt. Dit is ook zo als je als ergocoach betrokken bent geweest bij de indicatie of de scholing van het hulpmiddel. Het is echter wel belangrijk dat je na verloop van tijd informeert hoe het met de cliëntsituatie gaat. Je laat daarmee je belangstelling zien en dat is goed voor je pr. Daarnaast is het echter onderdeel van je adviseringsproces: ook je eigen rol en keuzes evalueren. Het is belangrijk om te weten of je een juiste keuze gemaakt hebt en hoe men je inbreng ervaren heeft. Hiervan leer je weer voor een volgende keer.

Vanzelfsprekend is het vervolgens ook van belang dat regelmatig geëvalueerd wordt of het gekozen hulpmiddel nog voldoet. Ook dit is op de eerste plaats de taak en verantwoordelijkheid van de eerstverantwoordelijke hulpverlener. Ook hier is het goed om regelmatig te informeren of het hulpmiddel nog voldoet en of er geen verandering nodig is.

6 Algemene taken van de ergocoach bij het gebruik en inzetten van hulpmiddelen

In het voorgaande hebben we gekeken naar de betrokkenheid van ergocoaches bij de inzet van hulpmiddelen in cliëntsituaties. Er is echter ook een aantal taken die niet met individuele cliënten te maken hebben. Hierna volgt een overzicht.

Collega's op de hoogte houden van nieuwe ontwikkelingen op het gebied van hulpmiddelen

Hiervoor is een aantal mogelijkheden. Een keer per jaar is er óf de Medica óf de Support: beurzen waarin leveranciers al het nieuws laten zien dat er op de markt is. Het is belangrijk daar als ergocoach naartoe te gaan. Daarnaast lees je natuurlijk de vakbladen en kijk je regelmatig op het internet. Sites als www.ergocoach.nl of www.locomotion.nu laten vaak de laatste ontwikkelingen zien. Ook sturen leveranciers – als ze eenmaal je adres hebben – je vaak folders van al het nieuws dat zij hebben.

Voorbeeld

Jan is ergocoach in een verpleeghuis. Hij gaat naar de Support-beurs en ziet daar een nieuwe draaischijf met opstabeugel. Hij laat zich daar door de exposant goed informeren, probeert de draaischijf ook zelf uit en vraagt of hij het hulpmiddel eventueel op zicht kan krijgen. Hij krijgt informatie mee.

Terug op de werkplek overlegt hij met het hoofd inkoop of aanschaf binnen de mogelijkheden hoort. Daarna bekijkt hij hoeveel cliënten in aanmerking kunnen komen voor hulpverlening met behulp van dit apparaat. Dat is ongeveer 20% van de bewoners op zijn afdeling. In overleg met het hoofd van de afdeling wordt besloten een proef te doen. Hij laat het apparaat op zich komen, waarna hij, samen met de leverancier, een instructie voor het gebruik geeft aan zijn collega's. Afgesproken wordt de proef een maand te laten duren en goed vast te leggen wanneer dit apparaat is gebruikt, bij wie, hoe het ging en wat de tijdsinvestering is geweest. Ook wordt bezien of er tijdwinst geboekt wordt ten opzicht van de duurdere en ingewikkeldere actieve tillift en wat de bewoner ervan vindt. Belangrijk is natuurlijk wel dat voorafgaand aan het gebruik bezien wordt of het gebruik van de draaischijf wel verantwoord is volgens de Praktijkrichtlijnen.

Na een maand worden de resultaten verwerkt en daaruit blijkt dat 15% van de in aanmerking komende bewoners het een vooruitgang vindt, omdat ze zelf nog actief kunnen blijven. Dit wordt verwerkt tot een advies voor het management met betrekking tot aanschaf.

De organisatie op de hoogte houden van de ontwikkelingen

Als deskundige op het gebied van fysieke belasting behoort het tot jouw taak om niet alleen jezelf op de hoogte te houden van alle ontwikkelingen. Je beoordeelt ook welke ontwikkelingen (niet alleen op het gebied van hulpmiddelen trouwens!) van belang zijn voor je organisatie. Je bekijkt dan bijvoorbeeld of een nieuw hulpmiddel een goed hulpmiddel voor je organisatie is. Je kunt dan met je collega's een advies voor je organisatie schrijven dat dit hulpmiddel aangeschaft zou moeten worden.

Adviseur bij de aanschaf van hulpmiddelen

Als ergocoach ben je vaak ook adviseur van je organisatie als er bijvoorbeeld nieuwe tilliften aangeschaft moeten worden. Met andere mensen uit de organisatie (bijvoorbeeld het hoofd inkoop) inventariseer je dan aan welke eisen de lift moet voldoen. Vervolgens wordt dan vaak een aantal fabrikanten uitgenodigd om hun liften te demonstreren, zodat er een keuze gemaakt kan worden. Jullie inbreng is van groot belang: alleen uitvoerenden die daadwerkelijk met de hulpmiddelen werken, kunnen beoordelen of het hulpmiddel in de praktijk ook daadwerkelijk een hulpmiddel is. Bovendien moet je bezien of het grootste deel van je cliëntenbestand met dat hulpmiddel geholpen kan worden. Bij deze taak hoort ook dat je signaleert wanneer hulpmiddelen in je organisatie niet meer voldoen of dat de zorgvraag van de cliëntenpopulatie dusdanig veranderd is dat er andere hulpmiddelen nodig zijn. Door jouw kennis van alle ontwikkelingen kun je die signaleringsrol ook vervullen.

6.3 Goed Gebruik

De producten van Goed Gebruik richten zich vooral op de gebruikers van hulpmiddelen. Ze geven op een overzichtelijke manier informatie over indicatie en gebruik van die hulpmiddelen. Bij inzet en gebruik van hulpmiddelen is een aantal zaken van groot belang. Medewerkers moeten weten:

- tot welke mobiliteitsklasse een cliënt behoort;
- wanneer je welke hulpmiddelen inzet (indicatie);
- welke voorwaarden er zijn voor het gebruik van het gekozen hulpmiddel (het gaat hier dan bijvoorbeeld om werkruimte);
- wanneer een hulpmiddel niet of niet meer geschikt is voor een cliënt (gebruiksbegrenzingen);
- hoe een hulpmiddel eruitziet.
- hoe het hulpmiddel gebruikt moet worden.

Hiervoor zijn drie producten ontwikkeld in het kader van een project van Zon Mw, namelijk A4-kaarten, een hulpmiddelenboekje en gebruikskaarten. Hierna volgen korte beschrijvingen en voorbeelden van de drie producten. Samen vormen ze een goede ondersteuning voor medewerkers bij het indiceren en gebruiken van hulpmiddelen. Ze zijn vooral gericht op gebruiksgemak en ze zijn erg praktisch. Daarnaast zien de producten er ook aantrekkelijk uit, wat uitnodigend is voor gebruik.

A4-kaarten

Per hulpmiddel is een A4-kaart ontwikkeld (zie figuur 6.1). Door middel van een duidelijke tekening en een omschrijving van het hulpmiddel worden doel en indicatiegebied van het hulpmiddel duidelijk. Aangegeven wordt welke cliënten een indicatie hebben voor het hulpmiddel, binnen welke mobiliteitsklasse de cliënt valt en wat de gebruiksbegrenzingen zijn. Ook worden tips voor gebruik gegeven.
Deze A4-kaarten zijn goed te combineren met de gebruikskaarten. Je zou ze bijvoorbeeld tweezijdig af kunnen drukken, met aan de ene kant de beschrijving en aan de andere kant de gebruikskaart. Er blijft dan zelfs ruimte over voor organisatiegebonden informatie.

Hulpmiddelenboekje

Het hulpmiddelenboekje geeft een overzicht van de hulpmiddelen. Beschreven wordt welke hulpmiddelen op de basispakketlijst[3, 4] staan en wat daarvoor de indicaties zijn. Er wordt ook een aantal hulpmiddelen benoemd die niet op de basispakketlijst staan, maar die wel erg handig zijn in het gebruik. Tevens wordt aangegeven wat de gebruiksbegrenzingen en de veiligheidsaspecten zijn en hoe de hulpmiddelen gefinancierd moeten worden als ze langdurig nodig zijn.
Door middel van onder andere een stroomdiagram voor tilliften worden bijvoorbeeld de keuzes voor een tillift ondersteund. Zoals blijkt uit de onderzoeken van de Inspectie voor de Volksgezondheid is een goede indicatiestelling een belangrijke voorwaarde voor een veilige toepassing van de tillift.

[3] Het project heeft zich in eerste instantie gericht op de thuiszorg en het verzorgingshuis. Gebleken is dat ook de verpleeghuissector en andere sectoren de producten als zeer ondersteunend ervaren. Ze worden waar nodig ook voor deze sectoren aangepast.
[4] Basispakket wil zeggen: verplicht als hulpmiddel beschikbaar in de uitleen van de thuiszorg.

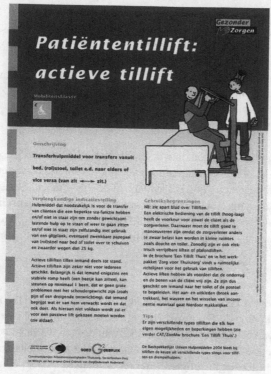

Figuur 6.1 Voorbeeld van een A4-kaart.

Het boekje kan vooral gebruikt worden door hulpverleners als ze op zoek zijn naar een 'passend' hulpmiddel voor een cliënt. Het formaat is ook dusdanig dat ze het altijd bij zich kunnen hebben.

Gebruikskaarten

De gebruikskaarten zijn bedoeld als een korte samenvatting van de scholingen die in het kader van het gebruik van hulpmiddelen gegeven moeten zijn. In drie stappen (ze worden ook wel '1-2-3-kaarten' genoemd) wordt aangegeven hoe het hulpmiddel gebruikt moet worden. Ze vervangen niet de uitgebreide gebruiksaanwijzing, maar dienen meer als geheugensteuntje: 'Hoe was het ook alweer? Oh ja, zo!' Ze kunnen dan ook gebruikt worden in het zorgdossier van de cliënt of ze kunnen aan het bed hangen van een cliënt. Dit kan soms in combinatie met het verplaatsingsprotocol.

Op deze manier zijn de gebruikskaarten ook een borgingsinstrument: een hulpmiddel om de afspraken over het gebruik van hulpmiddelen toe te passen. Gebundeld vormen de gebruikskaarten een gebruiksboek.

Samenvattend: je kiest een hulpmiddel met behulp van het hulpmiddelenboekje, je vindt een uitgebreidere beschrijving op de A4-kaart en je gebruikt het hulpmiddel met behulp van de gebruikskaarten. Een samenhangend systeem dus.

6.4   Weerstand tegen hulpmiddelen

Vaak hoor je zorgverleners zeggen dat cliënten liever niet met hulpmiddelen geholpen willen worden. Zeker bij tilliften is dit een veelgehoorde opmerking. Is dit nou echt zo? Willen cliënten echt niet met hulpmiddelen geholpen worden? Worden cliënten liever met de hand getild? Of denken zorgverleners dat? Vullen ze de afkeer van hulpmiddelen in voor de cliënt, misschien wel omdat ze zelf liever niet met een hulpmiddel werken?

De vraag is dan natuurlijk: welke rol hebben jullie als ergocoaches daar dan bij? We gaan hier vooral in op de tilliften. Wat voor de tilliften geldt, geldt vaak ook (maar soms in wat mindere mate) voor de kleine hulpmiddelen.

Tilliften: willen cliënten dit wel?

De Praktijkrichtlijnen zorgen ervoor dat duidelijk wordt dat veel meer dan vroeger gebruikgemaakt moet worden van tilliften om veilig en gezond te kunnen werken. Tilliften kunnen echter alleen goed gebruikt worden als cliënten ze accepteren.

Veel zorgverleners denken dat een cliënt of mantelzorger moeite zal hebben met het accepteren van een tillift. Ze aarzelen daarom met het voorstellen van een tillift en blijven te lang op een onveilige manier werken. Verreweg de meeste cliënten accepteren een tillift best, maar ze kunnen er in het begin erg onzeker over zijn. Ze weten gewoon niet wat ze kunnen verwachten en dat kan beangstigend zijn of weerstand oproepen.

Een tweede belangrijke reden is dat door de inzet van hulpmiddelen cliënten geconfronteerd worden met hun eigen achteruitgang. Dit kan ook weerstand oproepen. Als zorgverlener heb je hier een erg belangrijke taak. Je begeleidt je cliënten in die achteruitgang, net zoals je cliënten begeleidt die gaan sterven. Realiseer je dat de tillift of het andere hulpmiddel niet het echte probleem is, maar die achteruitgang. De tillift niet inzetten (wat vaak een eerste reactie is) lost het probleem niet op. Nee, dat zou het probleem verergeren.[5]

Weerstand van cliënten komt in alle werkomgevingen voor. Immers: ook in het ziekenhuis weten cliënten niet wat een tillift is of worden ze door gebruik geconfronteerd met hun eigen achteruitgang. Omdat werken met hulpmiddelen logischer lijkt in een intramurale setting, omdat ze al aanwezig zijn (ze hoeven niet besteld te worden), staan we hier soms minder bij stil.

Een ander aspect dat bij inzet van hulpmiddelen een rol speelt, is het feit dat in de thuiszorg we als werkers 'gast' zijn. Dan is het meer vanzelfsprekend om de cliënt actief te betrekken bij het inzetten van een hulpmiddel. Intramuraal is de cliënt gast, maar dat ontslaat ons niet van de verplichting om de cliënt te betrekken bij het inzetten van het hulpmiddel.

Bij alle cliënten is de introductie van de lift van groot belang. Hiervoor is voor de thuiszorg een video ontwikkeld, die ook intramuraal erg goed bruikbaar kan zijn.

---

[5] Er is een video ontwikkeld die over weerstanden tegen tilliften gaat. Deze video heet 'Een tillift thuis; ervaringen van gebruikers'. Bij deze video hoort een werkboekje voor gebruik in teams.

Deze video laat de ervaringen van cliënten zien met tilliften. Cliënten krijgen door het zien van de video een goed beeld van wat het betekent om met een tillift geholpen te worden. Ze horen ook wat de cliënten in de video ervan vinden. Hiermee kan de onzekerheid vaak weggenomen worden.

Naast de video hebben bijna alle tilliftfabrikanten folders met goede foto's. Die zijn ook goed te gebruiken bij de introductie.

Wat is nu nog meer van belang bij de introductie?

Tijdig erover beginnen

Begin waar mogelijk tijdig over tilliften bij de cliënt en zijn omgeving. Je hebt dan ruim de tijd voor de introductie. Bovendien geef je de cliënt dan ook de tijd om te wennen aan het idee dat hij geholpen moet worden met een lift. Als je te laat over een tillift begint, voelt een cliënt zich voor het blok gezet en zal hij ook meer weerstand hebben.

In hoofdstuk 2 over beleid fysieke belasting hebben we het al over de leveringsvoorwaarden gehad. Deze moet je al bij de start van de zorgverlening goed met de cliënt doornemen. Daar noem je dus al dat als een cliënt niet meer zelf kan opstaan of helemaal niet meer kan staan, er een tillift gebruikt moet worden. Als de kans reëel is dat een cliënt ooit met een lift geholpen moet worden, moet je dat zo nu en dan met de cliënt bespreken. Als dan het moment daar is, zal het over de introductie over het algemeen zonder al te veel problemen verlopen.

Goede voorlichting

Op de tweede plaats is goede voorlichting erg belangrijk. Gebruik de video's of de folders. Betrek de omgeving van de cliënt bij je voorlichting. Zij hebben vaak grote invloed op de cliënt. Als zij het niet zien zitten, zal ook de weerstand bij de cliënt groot zijn. Andersom geldt vaak hetzelfde. Laat de video of de folders bij de cliënt achter, zodat de cliënt en zijn omgeving er ook samen over kunnen praten.

Het is van groot belang dat we de cliënt een goed beeld geven van het hulpmiddel. We hebben vaak de neiging om het 'te mooi' voor te stellen. Als een cliënt bijvoorbeeld zegt: 'zo'n tillift is wel erg groot', dan zeggen wij vaak dat het wel meevalt. Als dan die lift binnenkomt, schrikt de cliënt erg: de lift is toch groot. Dus: waarheidsgetrouwe voorlichting. Ook dat kan goed met de video's, deze geven een goed beeld van de werkelijkheid.

Uitproberen

Op de derde plaats is het uitproberen van erg groot belang. Laat een tillift uit het magazijn komen (thuiszorg en verzorgingshuizen) of haal een tillift op. Ga er eerst zelf in hangen of vraag of de mantelzorger van de cliënt erin wil hangen. De cliënt ziet dan dat het veilig is en er kan vaak even ontspannen gelachen worden. Vervolgens help je de cliënt in de tillift. Doe dit op je gemak; zorg dat je er ruim de tijd voor neemt. Zo'n eerste kennismaking met de tillift is van groot belang. Als je je dan moet haasten, geeft dat weer onzekerheid bij de cliënt. Zorg dat je jezelf zeker voelt; probeer eventueel even met een collega de tillift nog een keer van tevoren uit. Als een cliënt na het uitproberen onzeker blijft, kan het goed zijn om na twee weken nog een keer langs te gaan. Je kunt dan bespreken hoe de tillift bevalt, of de cliënt minder onzeker is of dat er wellicht wat anders geprobeerd moet worden, bijvoorbeeld het plaatsen van een andere lift.

Tijdens het uitproberen controleer je ook of de ruimte waar je de lift wilt gebruiken wel geschikt is. Intramuraal zal dat vaak niet zo'n probleem zijn, maar in verzorgingshuizen en in de thuissituatie van cliënten kunnen ruimtes soms erg klein zijn of vol staan met meubels. Ook moet de vloer beoordeeld worden: kun je daar goed met een tillift over rijden? Wees je ervan bewust dat de omvang of de inrichting van de ruimte nooit een reden kan zijn om niet met een tillift te gaan werken. Als de ruimte of de vloer niet voldoet, moet daar een oplossing voor gevonden worden. Dit kan door bijvoorbeeld wat meubels uit de kamer te halen, een plafondlift te gebruiken of een plaat perspex over de vloerbedekking te leggen.

Ermee werken

Als de keuze voor de tillift gemaakt is en de cliënt is het eens met de keuze, moet er consequent mee gewerkt worden. Het is voor een cliënt, zeker als hij nog wat onzeker is, erg vervelend als de ene zorgverlener wel en de ander niet met de tillift werkt. Voor cliënten is het erg prettig om steeds op dezelfde manier geholpen te worden: ze weten dan waar ze aan toe zijn en wat er van hen verwacht wordt. Zorg er dan ook voor dat je collega's goed ingepraat en vooral ingewerkt zijn op het werken met die lift. Spreek collega's die toch met de hand verplaatsen hier onmiddellijk op aan. Vaak zul je dit van de cliënt horen, soms omdat de cliënt zelf liever niet met de lift geholpen wil worden ('ziet u wel: die zuster doet het wel zelf; waarom kunt u dat niet?'), soms omdat de cliënt het juist wel graag wil ('die zuster tilde mij zonder lift; ik vond dat erg vervelend.').

Een verplaatsingsprotocol is onmisbaar voor het gebruik van de tillift. Hetzelfde geldt voor een goede gebruiksaanwijzing. Zorg dat die dicht bij de lift is. Hang deze bij voorkeur aan de tillift. Iedereen kan dan snel even kijken hoe het ook alweer ging.

Ermee blijven werken

Bij alle hulpmiddelen, maar zeker bij tilliften, is het van belang om goed te volgen of de tillift nog wel voldoet. Zeker bij een actieve lift zul je hier erg alert op moeten zijn. Als de cliënt achteruitgaat, zal de lift op een bepaald moment niet meer passen bij de cliënt en onveilig worden. Ga ook dan weer tijdig met de cliënt en zijn omgeving praten over een verandering.

Let op: hier moet je dezelfde stappen doorlopen als bij de eerste introductie. Cliënten wennen ook aan hun eigen hulpmiddel en zullen zich soms verzetten tegen een nieuw hulpmiddel, zeker als die als een achteruitgang voelt.

Rol van de ErgoCoach

Of je als ergocoach betrokken bent bij het hiervoor beschreven proces hangt af van een aantal factoren. Soms hebben organisaties de stelregel dat bij het inzetten van tilliften altijd een ergocoach geconsulteerd moet worden. Dan ben je als ergocoach verantwoordelijk voor de keuze en de inzet van de tillift. Als dit niet de regel is, dan hangt het van de situatie en je collega's af of je ingeschakeld wordt. Zeker als de cliënt weerstand tegen hulpmiddelen heeft, zullen collega's je vragen om hen te ondersteunen. Als je eenmaal betrokken bent, zorg dan dat je je regelmatig op de hoogte stelt hoe het gaat. Zo laat je je betrokkenheid zien en kun je tijdig adviseren als er iets in de situatie wijzigt.

Tilliften; willen je collega's die wel?

Zoals je gelezen hebt, wordt er vaak gezegd dat cliënten geen tillift willen. We hebben gezien wat belangrijk is om die weerstand weg te nemen. Vaak speelt ook de onzekerheid of weerstand van de zorgverleners een belangrijke rol. Als zij niet regelmatig met een tillift werken, kunnen ook zij erg onzeker zijn, en de inzet van een tillift tegenhouden. Vaak zeggen zij dan dat de cliënt niet wil. Je kunt je wel voorstellen dat, als een onzekere zorgverlener bij een cliënt een tillift introduceert, dat vaak met een wat negatieve toon gebeurt, waardoor de cliënt niet echt gemotiveerd wordt om de lift te accepteren.

Een andere reden voor weerstand bij collega's is hun overtuiging dat het met de hand verplaatsen van cliënten onderdeel is van hun relatie met de cliënt. Door fysiek dichtbij te zijn zou hun relatie met de cliënt intenser zijn. De tillift zou afstand scheppen. Je blijft echter, ook bij het werken met een tillift, fysiek dichtbij en je houdt contact. Ook vinden cliënten het lang niet altijd fijn om letterlijk getild te worden. Cliënten kunnen dan het gevoel hebben omarmd of gesmoord te worden. De vraag is dus of het voor cliënten altijd zo fijn is om getild te worden. Dit zouden we de cliënt eigenlijk moeten vragen.

Een derde reden die vaak genoemd wordt, is veiligheid. Voor de cliënt zou het veiliger zijn om getild te worden door een mens, dan door een apparaat. Tilliften zijn echter bij goed gebruik zeer veilige instrumenten. Zeker wanneer we spreken over echt tillen, wat overigens van de Praktijkrichtlijnen natuurlijk niet mag, is een tillift zelfs veiliger dan tillen door een mens. Een tillift kan niet door zijn rug gaan en kan zijn evenwicht niet verliezen. Bovendien worden met tilliften cliënten altijd op dezelfde manier verplaatst. Zij weten wat ze moeten doen en wat ze kunnen verwachten. Dit komt de veiligheid juist ten goede.

Wat kun je doen om de weerstand van je collega's weg te nemen?[6]

Eigenlijk doe je bij collega's hetzelfde als bij cliënten en mantelzorgers om eventuele weerstand weg te nemen. Goede introductie, goede scholing en goede uitleg zijn van groot belang. Hiermee neem je de onzekerheid weg, waardoor vaak een groot deel van de weerstand weg is. Laat zien wat de voordelen voor vooral de cliënt zijn. Over de noodzakelijke scholing hebben we het al uitgebreid gehad. Deel ook de ervaringen van de collega's in bijvoorbeeld het teamoverleg. Praat over de ervaringen die ze met tilliften hebben. De collega's die het nog niet prettig vinden om met tilliften te werken, horen dan van de anderen wat zij ervan vinden.

Naast deze acties zijn vooral de afspraken binnen het team erg belangrijk. Spreek af dat een eenmaal gemaakte keuze voor een bepaalde werkmethode (transfertechniek of hulpmiddel) gerespecteerd dient te worden. Spreek ook af dat de

---

[6] In dit hoofdstuk gaan we kort in op de weerstanden van collega's. In hoofdstuk 7 wordt uitgebreid ingegaan op het bereiken van gedragsverandering bij collega's.

Praktijkrichtlijnen altijd richtinggevend zijn voor de te kiezen technieken of hulpmiddelen. Spreek collega's die zich hier niet aan houden erop aan. Wanneer dat niet werkt, schakel dan de leidinggevende in: zij is immers eindverantwoordelijk dat er volgens de Praktijkrichtlijnen gewerkt wordt. Laat zien welke gevolgen het niet werken volgens de richtlijnen heeft voor de 'minder sterke' collega's: zij kunnen die cliënt niet meer verzorgen of alleen ten koste van veel klachten. Doe een beroep op het loyaliteitsgevoel van het team en wijs ze op de verantwoordelijkheid naar elkaar toe.

In hoofdstuk 7 gaan we nog uitgebreid op deze problematiek in.

Verwerkingsvragen

1 Welke hulpmiddelen worden in jouw organisatie gebruikt om de fysieke belasting van de medewerkers te verminderen? Inventariseer deze (je kunt hiervoor de TilThermometer gebruiken).

2 Welke hulpmiddelen mis je in jouw organisatie of op jouw afdeling? Beoordeel dit aan de hand van het hulpmiddelenboekje en de Praktijkrichtlijnen.

3 Op grond waarvan maken je collega's een keuze voor een actieve of passieve tillift of een ander hulpmiddel?

4 Hoe worden medewerkers geïnstrueerd of getraind in het gebruik van de hulpmiddelen? Is daar beleid voor?

5 Van welke hulpmiddelen uit vraag 4 zijn er gebruiksaanwijzingen op de afdelingen of bij de cliënt aanwezig?

6 Stel in een werkoverleg met collega's het gebruik van hulpmiddelen aan de orde en vraag hen wat zij van de hulpmiddelen vinden, of ze die vaak gebruiken, in welke situaties ze het handig vinden, enzovoort.

7 Kun je op basis van vraag 6 eventuele aanbevelingen formuleren voor je management op het gebied van hulpmiddelen? Bespreek dit daarna met je leidinggevende.

Geraadpleegde literatuur

1 Klaassen A en anderen. *Arbocheck in de thuiszorg, een werkpakket om zelf mee aan de slag te gaan in het kader van de praktijkregels*, Sectorfondsen Zorg en Welzijn, Utrecht, juli 2004.

2 Knibbe JJ, Knibbe N. *Tilprotocollen in de thuiszorg*, Convenantpartijen Arbeidsomstandigheden Thuiszorg, Utrecht, maart 2002.

3 Knibbe JJ, Knibbe NE, Geuze L. *Zorg voor thuiszorg. Werkpakket aanpak fysieke belasting*. Convenantpartijen Arbeidsomstandigheden Thuiszorg, Utrecht, 2003.

4 Knibbe JJ. *Het hulpmiddelenboekje voor zorgverleners en andere producten van Goed Gebruik*, LOCOmotion, Bennekom, 2004.

5 TNO Arbeid. *Stilstaan bij bewegen, Praktijkregels voor fysieke belasting in de thuiszorg*, OAT, Bunnik, februari 1999.

6 Knibbe H, Knibbe N. *Een tillift thuis*. Handreikingen voor het gebruik van tilliften. Convenantpartijen Arbeidsomstandigheden Thuiszorg, Utrecht, 2002.

7

Gezond werken: hoe krijg je je collega's zover?

Nico Knibbe

7.1 Inleiding

Het veranderen van gedrag is feitelijk de kern van het werk van de ergocoach. Je doet je best om je collega's ervan te overtuigen dat het belangrijk is een tillift te gebruiken, het bed op werkhoogte te zetten of volgens de RijRegels[1] te manoeuvreren met een etenswagen. Hoe kun je er nu voor zorgen dat jouw adviezen inderdaad worden overgenomen? Want anders blijf je praten als brugman.

7.2 Passieve ergonomie

De beste manier om ervoor te zorgen dat je collega's gezond werken is het werk zo aan te passen dat iedereen vanzelf gezond gaat werken. Je hoeft dan als ergocoach je collega's niet meer te overtuigen, voor te lichten, te stimuleren, enzovoort. We noemen dat een 'passief ergonomische aanpassing' (1). Denk bijvoorbeeld aan het vervangen van slechtlopende karren door goedlopende. De nieuwe karren worden op dezelfde manier als de oude gebruikt, maar nu met minder fysieke belasting en minder ergernis. Iets dergelijks zien we bij de aan- en uittrekhulpmiddelen voor de steunkousen. Er is relatief weinig energie van jou als ergocoach voor nodig om je collega's te overtuigen van de zin van dit soort hulpmiddelen. Ze worden dan ook vaak gebruikt (2). Zoek dus als ergocoach bij voorkeur naar dit soort oplossingen.

Terugval

Lang niet altijd zal het je lukken om zo'n 'passief ergonomische aanpassing' te verzinnen. De collega's zullen dan toch iets nieuws moeten gaan doen of iets ouds afleren. Het gezond werken met ergonomisch incontinentiemateriaal gaat bijvoorbeeld niet vanzelf goed, daar is minimaal enige instructie bij nodig (3). In de praktijk zie je dan ook vaak een terugval in het oude, ongezonde gedrag. Zeker op

---

[1] De zes RijRegels geven precies aan hoe je op een gezonde, ergonomische manier met verrijdbaar materiaal kunt manoeuvreren (zie hoofdstuk 5).

de lange termijn is het moeilijk om gezond werken vol te houden. Onder het motto 'je kunt het niet vaak genoeg zeggen' geven ergocoaches dan bijvoorbeeld een herhalingscursus of schrijven ze een stukje in het personeelsblad. Meestal wordt dit ook heel positief ervaren ('het is goed om het weer eens te horen'), maar het blijft toch niet echt hangen. Jouw goede adviezen gaan daarmee het ene oor in, om na een steeds korter wordende periode het andere weer uit te gaan (figuur 7.1). En dat is frustrerend.

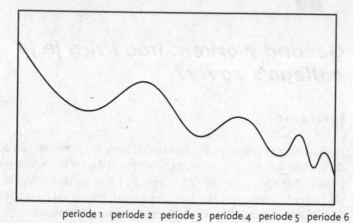

periode 1   periode 2   periode 3   periode 4   periode 5   periode 6

Figuur 7.1 Gezond werken, hoe krijg je je collega's zover?
Bron: Knibbe NE, Knibbe JJ. Cursus voor de Ergocoach. Sectorfondsen Zorg en Welzijn, Utrecht, 2003.

Voor de muziek uitlopen

Wat kunnen we doen aan deze terugval? Het klinkt vreemd, maar allereerst schuilt er een gevaar in het feit dat je als ergocoach heel goed, misschien zelfs te goed, weet wat de beste oplossing is voor het probleem van je collega's. Je hebt bijvoorbeeld voor jezelf, met de Praktijkrichtlijnen in je achterhoofd, al besloten dat het niet meer verstandig is om een cliënt nog manueel te verplaatsen. Je collega's zijn echter nog niet zo ver. Wanneer je dan tóch probeert je advies door te drukken, uiteraard met goede argumenten, dan is de kans groot dat je collega's in eerste instantie jouw advies zullen opvolgen, maar daarna vervallen in het oude ongewenste gedrag. Er ontstaan dan twee kampen. 'Ik' doe er als ergocoach alles aan om duidelijk te maken dat 'zij' hun rug overbelasten als 'zij' deze mevrouw zo blijven tillen. En dat is jammer, want de kracht van jou als ergocoach is juist dat je één van het team bent. En dan sta je er, in elk geval voor het onderwerp fysieke belasting, buiten. Toch heb je dat als ergocoach over jezelf afgeroepen...

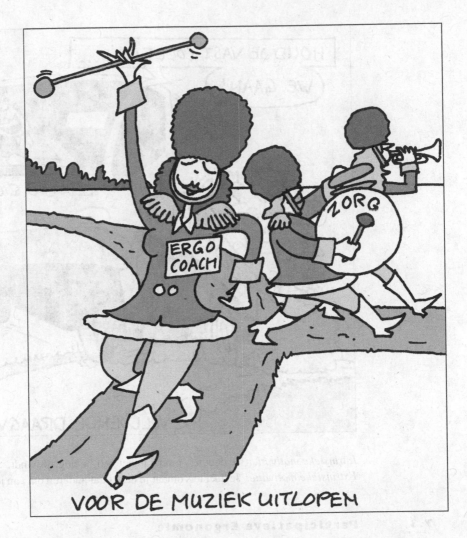

VOOR DE MUZIEK UITLOPEN

Intrinsieke motivatie

Het draait hierbij om de zogenoemde 'intrinsieke motivatie'. Een collega verandert haar gedrag niet, omdat zij dit zélf niet wil. Zij is niet 'intrinsiek gemotiveerd'. Toch is ze meestal in eerste instantie best bereid jouw advies op te volgen. Zij doet dat bijvoorbeeld uit plichtsbesef, omdat zij jou als ergocoach niet wil teleurstellen of omdat zij de druk van haar leidinggevende voelt. Dit soort drijfveren, die vooral buiten iemand liggen (externe motivatie), zijn voor de meeste mensen geen lang leven beschoren. Meestal valt je collega dan na verloop van tijd terug in het oude en het (door jou) als ongezond bestempelde gedrag. De hamvraag is dus nu: hoe bereiken we dat je collega's intrinsiek gemotiveerd zijn om jouw adviezen inderdaad ook op langere termijn op te volgen? Daarmee voorkomen we dat je als ergocoach de kar trekt, waar je collega's vanaf vallen zodra je begint te trekken.

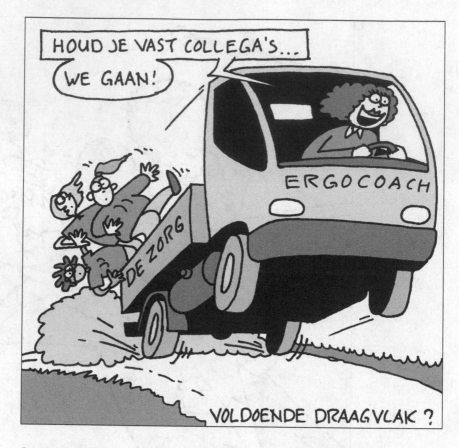

Intrinsieke motivatie: Je doet iets omdat je het zelf belangrijk vindt.
Extrinsieke motivatie: Je doet iets omdat je denkt dat anderen dat van je verlangen.

7.3 Participatieve Ergonomie

Om die intrinsieke motivatie voor elkaar te krijgen, zodat mensen zélf gemotiveerd zijn om zich gezond te gedragen en niet omdat het moet, wordt sinds het begin van de jaren negentig geëxperimenteerd met de zogenoemde 'Participatieve Ergonomie' (4,5). Participatieve Ergonomie (PE) houdt in dat je een verbetering op je werkplek samen als team uitdenkt en uitvoert. PE gaat ervan uit dat zorgverleners zelf hun werk het beste kennen en daarom ook prima weten hoe ze problemen kunnen oplossen. Essentieel is wel dat je de tijd neemt om een probleem vast te stellen (bijvoorbeeld: 'als ik bloeddruk meet, moet ik altijd heel onhandig op de meter kijken') en met elkaar op te lossen (bijvoorbeeld: 'we hebben de technische dienst gevraagd de meters te verplaatsen'). Er worden dan kleine 'oplosgroepjes' gemaakt die samen steeds een afgebakend probleem te lijf gaan. Die groepjes kunnen dan worden begeleid door de ergocoach.

Zijwaarts

Het op deze manier werken blijkt heel succesvol te kunnen zijn. In het Amersfoort-se ziekenhuis Meander wordt er in kleine werkgroepjes, op afdelingsniveau, conti-nu gewerkt aan het verbeteren van de werkplekken. Op deze manier is een enorme serie aanpassingen verricht, die de fysieke belasting van het werk echt hebben ver-licht. Je moet dan bijvoorbeeld denken aan het gebruiken van een stasteun bij het werken aan een couveuse, het geven van een training in het aanleggen van een baby bij borstvoeding, het anders indelen van een voorraadkast en het gebruiken van glij-zeilen. Interessant is ook dat het percentage verpleegkundigen met rugklachten in Meander inmiddels ongeveer de helft is van het landelijk gemiddelde.

Door als ergocoach op deze manier te werken doe je daarmee een stap zijwaarts, voorkom je weerstand, werk je aan intrinsieke motivatie bij je collega's en loop je niet meer voor de muziek uit, maar ben je als enthousiaste meedenker aanwezig om het proces op gang te houden.

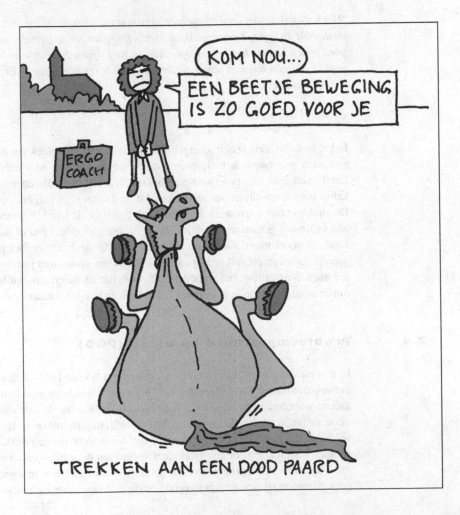

Gras laten groeien

Ook in het zakenleven zien we een dergelijke ontwikkeling. De traditionele manager, die controleert, bestuurt en leidt, wordt steeds meer vervangen door een coach die zijn medewerkers uitdaagt, enthousiasmeert en de ruimte biedt om tot optimale prestaties te komen. In de succesagenda's staan vaak van die 'oneliners'. Eentje slaat in dit verband precies de spijker op zijn kop: 'het gras groeit niet harder door eraan te trekken'. Het heeft immers geen zin om medewerkers voort te trekken, te sleuren of te duwen. Het gras zal afbreken. Wel kan de coachende (!) manager de grond zodanig verzorgen dat het gras gaat groeien. De medewerker krijgt dan tijd en ruimte om zijn kwaliteiten en creativiteit optimaal te benutten. In de managementliteratuur gebruiken ze daarvoor het woord 'Empowerment' (7). Dat betekent zoiets als loslaten, zodat anderen kunnen gaan beginnen (8). En dat is precies wat je als ergocoach moet doen om samen met de collega's de problemen op je afdeling te lijf te gaan.

'Het is geweldig om op deze manier samen steeds een probleem dat wij belangrijk vinden bij de kop te kunnen pakken. Het is frappant om te zien dat we meestal heel goed weten hoe we het moeten oplossen en we krijgen daarvoor nu ook de kans. Ik hoef er ook niet meer zo aan te sleuren. Ik voelde me bijna al een ErgoZeur, nu ben ik echt een ErgoCoach!'

Creativiteit

In het onderwijs zie je een soortgelijke ontwikkeling. Het bleek dat een klassiek afgenomen proefwerk het eigen initiatief van de leerling niet echt stimuleerde. Leerlingen gaan dan proefwerkgericht studeren. Zij doen alleen wat echt noodzakelijk is en leren alleen wat zij denken dat de docent gaat vragen.
De analogie met jouw werk als ergocoach ligt voor de hand. Wanneer je collega's niet intrinsiek gemotiveerd zijn, voldoen ze, om gedoe met jou of jullie leidinggevende te voorkomen, alleen wat echt nodig is. Ze denken niet met je mee, nemen geen initiatief en gebruiken hun creativiteit niet om samen met jou de problemen op te lossen. Sterker nog, het komt dan zelfs voor dat ze die creativiteit juist gebruiken om de oude, ongezonde gewoontes vol te kunnen houden (ondanks jouw adviezen).

7.4 Probleemgestuurd oplossen (PGO)

In de opleidingswereld is vervolgens onderzocht hoe de betrokkenheid en de verantwoordelijkheid van de leerling voor het eigen leren verhoogd kan worden. Met andere woorden, er werd gezocht naar mogelijkheden om de extrinsieke motivatie om te zetten in intrinsieke motivatie. Het 'probleemgestuurd onderwijs' is toen ontwikkeld. Bij deze vorm van onderwijs ligt het accent op zelfwerkzaamheid. De frontale lessen zijn voor een groot deel vervangen door het werken in werkgroepjes. Studenten of leerlingen worden geconfronteerd met een probleem en vervolgens proberen zij een antwoord op de vraag te geven door zich te verdiepen in de materie. Dat kunnen ze bijvoorbeeld doen door in de bibliotheek te gaan zoeken, internet te raadplegen of bij deskundigen navraag te doen. De docent kan zo nodig richting geven aan het zoekproces.

Als ergocoach kun je ook op deze verfrissende manier werken. Je collega's leren zelf in groepjes – maar altijd met deskundige supervisie en uiteraard met de ergocoach – ergonomische knelpunten op de werkplek te signaleren, te analyseren, op te lossen en te evalueren. Daarmee stimuleer je de eigen creativiteit van je collega's, nemen ze sneller initiatief (zijn ze minder afwachtend) en heb je ook draagvlak om de uiteindelijke oplossing ook inderdaad te gaan gebruiken. Het op deze manier als ergocoach werken noemen we probleemgestuurd oplossen (PGO).

'Laatst hadden we bijvoorbeeld een PGO-sessie waarbij we aan het nadenken waren over het eten geven aan bewoners in de eetzaal. Je zit er dan altijd zo beroerd bij. Iemand was net bij de kapper geweest en de kapper had zo'n zadelkruk. Dat zijn we nu aan het uitproberen en het bevalt fantastisch. Heel leuk is dat je nu weinig weerstand hebt bij de collega's omdat we het met elkaar hebben bedacht.'

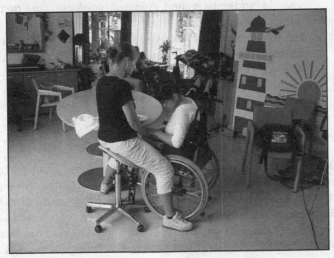

Figuur 7.2 Zadelkruk.
Bron: Knibbe NE, Knibbe JJ. CD-rom Praktijkrichtlijnen in Beweging. Sectorfondsen Zorg en Welzijn, Utrecht, 2003. Foto: Emil Roes, Nieuwland Wageningen.

Probleembenul

Het werken aan de hand van de PGO-methodiek vereist wel dat iedereen begrijpt dat er een probleem is. Je moet wel enig 'probleembenul' hebben. Hoe krijg je nu voor elkaar dat iedereen er inderdaad van overtuigd is dat het voorovergebogen werken op de gipskamer een probleem is? Of dat de transfer met een bepaalde cliënt te zwaar is en daardoor om een oplossing vraagt? Om dit probleembenul te stimuleren zijn diverse methoden met bijbehorende instrumenten ontwikkeld.

Allereerst kun je daarvoor de zogenaamde analyse-instrumenten gebruiken. Aan de hand van een dergelijk instrument kunnen jij en je collega's zélf een bepaald probleem ontdekken. We noemen hier de BeleidsSpiegel[2] (checkt in hoeverre het beleid fysieke belasting in een organisatie volledig is), de TilThermometer (checkt in hoeverre er door de zorgverleners conform de Praktijkrichtlijnen wordt gewerkt) en de Rug- of RisikoRadar[2] (checkt in hoeverre er door de medewerkers van de ondersteunende diensten conform de Praktijkrichtlijnen wordt gewerkt). Daarnaast is er specifiek voor de huishoudelijke zorg, als onderdeel van de thuiszorg, de HZ-Meter[2] ontwikkeld. Tot slot is, gericht op snijvlak van incontinentiezorg en ergonomie, de ErgoIncoCheck[3] beschikbaar.

Analyse-instrumenten (om probleembenul te krijgen)
- BeleidsSpiegel (checkt in hoeverre het beleid fysieke belasting in een organisatie volledig is).
- TilThermometer (checkt in hoeverre er door de zorgverleners conform de Praktijkrichtlijnen wordt gewerkt).
- Rug- of RisikoRadar (checkt in hoeverre er door de medewerkers van de ondersteunende diensten conform de Praktijkrichtlijnen wordt gewerkt).
- HZ-Meter (checkt in hoeverre er door de medewerkers van de huishoudelijke zorg, als onderdeel van de thuiszorg, conform de Praktijkrichtlijnen wordt gewerkt).
- ErgoIncoCheck (checkt in hoeverre er op het snijvlak van incontinentiezorg en ergonomie conform de Praktijkrichtlijnen wordt gewerkt).

Naast deze analyse-instrumenten is het gebruik van foto's vaak zeer effectief om 'probleembenul' te creëren. Met een digitale camera is het vrij eenvoudig om goede beelden van knelpunten te maken en te projecteren, uiteraard binnen je eigen team. Essentieel is dan om vervolgens je collega's zélf en dan allemaal samen te laten beoordelen in hoeverre er sprake is van een knelpunt. Dat moet dan uiteraard aan de hand van de Praktijkrichtlijnen gedaan worden. Een belangrijk voordeel is dan dat je niet als ergocoach moet 'verkopen' aan je collega's dat er een probleem is, maar dat het team zelf aan de hand van de foto's en de Praktijkrichtlijnen tot die conclusie komt. Het beoordelen van de foto's kan ook zeer effectief worden gedaan met een TilSchijf[3] of StatMan[3] in de hand. De TilSchijf is een instrument dat aan de hand van een aantal in te voeren variabelen over een transfer (type transfer, gewicht cliënt, medewerking van de cliënt, enzovoort) beoordeelt of de transfer nog door de zorgverlener veilig kan worden uitgevoerd. De StatMan is een poppetje dat in allerlei standen gezet kan worden. Aan de hand van de kleuren die er in zijn hoofd en handen verschijnen, kan beoordeeld worden of de betreffende houding gezond is of niet. De StatMan beoordeelt dus de statische belasting, de TilSchijf de dynamische belasting.

---

[2] Deze instrumenten zijn verkrijgbaar via de werkgeversvereniging.
[3] Neem voor meer informatie contact op met n.e.knibbe@locomotion.nu

'Ik heb eerst een serie foto's van collega's gemaakt die aan het werk waren. Later hebben we die met elkaar beoordeeld aan de hand van de Praktijkrichtlijnen. Daar kwam heel erg veel uit. We hebben toen allerlei afspraken gemaakt over hoe we het nu anders gaan doen. De foto's waren best confronterend, maar hebben heel goed gewerkt.'

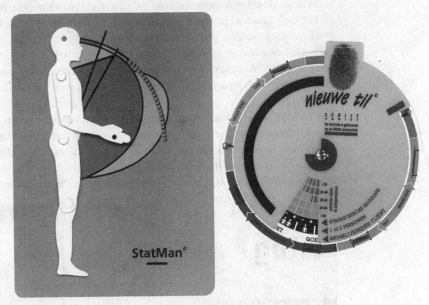

Figuur 7.3 De StatMan en de TilSchijf.

Waar vind ik de oplossingen?

Nadat jij en je team hebben vastgesteld dat er inderdaad een probleem is dat om een oplossing vraagt, moet je wel een oplossing weten of weten te vinden. Hoe kan jij, ergocoach, je collega's helpen om zélf oplossingen te verzinnen voor de door hen zélf vastgestelde problemen? Pas op, want hierin schuilt wéér het gevaar dat je als ergocoach de oplossing gaat aandragen, waardoor je toch weer voor de muziek uitloopt, niet werkt aan draagvlak, weerstand oproept en het gevaar loopt dat jouw oplossing wordt afgeschoten (ondanks het feit dat het mogelijk een uitstekende oplossing is). De volgende methoden en instrumenten kun je gebruiken om alsnog niet in deze valkuil te vallen.

Als bron van informatie zijn er allereerst de werkpakketten[3] die in het kader van de diverse arboconvenanten en voor de verpleeg- en verzorgingshuizen de CAO AG, zijn ontwikkeld (9). Elke branche in de zorg heeft haar eigen werkpakket. Daarin is achtergrondinformatie te vinden over hoe je de gesignaleerde ergonomische problemen kunt oplossen.

Dat geldt ook voor de PreGo! Catalogi[3]. Deze beide catalogi staan vol met praktische tips over hoe ergonomische knelpunten kunnen worden opgelost. Er is een PreGo! Catalogus voor de zorgverlening en een voor de ondersteunende diensten. Daarnaast zijn er diverse websites die geraadpleegd kunnen worden (10) en is er in het kader van het door ZonMw gefinancierde project Goed Gebruik materiaal ontwikkeld dat jou als ergocoach kan helpen samen met je team tot de juiste oplossing te komen. Het gaat dan bijvoorbeeld om het Hulpmiddelenboekje[4] en het Gebruiksboekje[4]. Het Hulpmiddelenboekje is een handzaam informatieboekje over (til)hulpmiddelen met van elk hulpmiddel het doel, de indicatiestelling, de mobiliteitsklasse, de gebruiksbegrenzingen en informatie over financiering en onderhoud. In het Gebruiksboekje wordt aangegeven hoe de (til)hulpmiddelen optimaal gebruikt moeten worden.

Dan is er ook het zogenaamde BedBoekje[4], dat specifiek in gaat op de steeds groeiende mogelijkheden van de moderne bedden om optimaal ergonomisch te werken. Het kan gebruikt worden als voorlichtingsmateriaal voor zorgverleners, cliënten en mantelzorgers.

Als basisinformatie voor zorgverleners over het vóórkomen en voorkómen van (rug)klachten en wat je moet doen als je toch nog last krijgt van je rug kan het Rugboekje handig zijn. Er zijn diverse soorten Rugboekjes, afhankelijk van de doelgroep. Zo zijn er bijvoorbeeld Rugboekjes specifiek voor de verpleegkundigen in de ziekenhuizen en Rugboekjes voor groepsleiders in de gehandicaptenzorg.

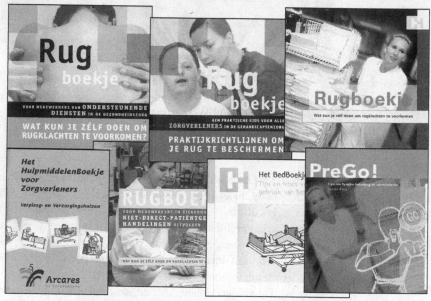

Figuur 7.4 Informatiebronnen.

Naast deze vrij passieve bronnen van informatie zijn er ook interactieve hulpmiddelen ontwikkeld waarmee de zorgverleners al zoekend, interactief en soms zelfs spelend oplossingen kunnen vinden voor de zelf ontdekte ergonomische problemen. We noemen in dit verband de cd-rom 'Verplaatsing met Zorg'[4]. Dit is een interactief educatief softwareprogramma over gezond werken in de zorg. Het werkt heel eenvoudig, je stopt de cd-rom in je computer en je krijgt allerlei vragen die je moet beantwoorden. Uit onderzoek onder 267 zorgverleners bleek dat zij na het

[4] Voor meer informatie, zie: www.goedgebruik.nl

60 minuten gebruiken van de cd-rom hoger scoorden op een kennistest dan daarvoor. Je leert dus snel en effectief. De waarde van de cd-rom werd vooral verklaard door het zelf interactief kunnen leren, het op de eigen manier en zelfstandig (tempo, keuze van de onderwerpen, enzovoort) kunnen leren en de herkenning van de praktijk in de filmpjes en de plaatjes (11).

Tot slot noemen we de 'leerspellen', specifiek ontwikkeld voor de thuiszorg, maar ook prima intramuraal te gebruiken. Spelers maken via een specifiek op het onderwerp fysieke belasting toegesneden versie van Triviant, Memory of een quiz én interacterend met elkaar, kennis met oplossingen voor ergonomische problemen.

Het afspreken van 'wie doet wat wanneer'

Nu je als ergocoach gewerkt hebt aan het probleembenul en je met elkaar aan de slag bent gegaan om oplossingen te formuleren, is het tijd geworden afspraken te maken. Duidelijk moet zijn 'wie wat wanneer gaat doen' om deze oplossingen inderdaad in de praktijk te brengen. Een handig hulpmiddel daarvoor is het AktieBlok. Op het AktieBlok leg je verantwoordelijkheden (wie), taken (wat) en een tijdsplanning (wanneer) vast. Daarmee is de vrijblijvendheid eraf, je kunt er immers altijd bij de betreffende persoon op terugkomen. Het AktieBlok heeft twee doordrukvellen (een gele en een roze), zodat je automatisch twee kopieën krijgt van elke afgesproken actie. Je kunt de afspraken dan eenvoudig doorgeven aan bijvoorbeeld de OR, de directie, het afdelingshoofd, de bouwcommissie of iemand van de opleiding.

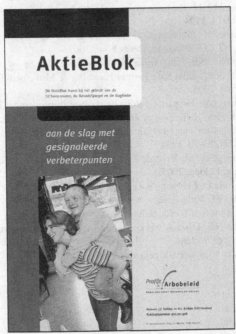

Figuur 7.5 Aktieblok.

7.5   **Samenvatting**

Aangezien gedragsverandering een kerntaak is van het werk van de ergocoach is aandacht hiervoor zeker op zijn plaats. Het is hierbij cruciaal dat de ergocoach niet te ver voor de muziek uitloopt en daardoor weerstand oproept, maar samen met de collega's de ergonomische problemen signaleert en oplost. Dat kan gedaan worden in de zogenoemde PGO-sessies waarbij er onder leiding van de ergocoach in groepjes problemen bij de kop worden genomen. Om de ergocoach hierbij te ondersteunen is een serie hulpmiddelen ontwikkeld.

Verwerkingsvragen

1   Wat is passieve ergonomie? Geef drie voorbeelden.
2   Het komt vaak voor dat je collega's in eerste instantie best enthousiast zijn over gezond werken, maar dat dat na verloop van tijd weer wegebt. Hoe komt dat?
3   Wat is het verschil tussen intrinsieke en extrinsieke motivatie?
4   Hoe kun je als ergocoach werken aan intrinsieke motivatie bij je collega's?
5   Kun je vijf manieren noemen om het 'probleembenul' bij je collega's te vergroten?

Literatuur

1   Knibbe NE en Knibbe JJ. *Passieve ergonomie ter voorkoming van rugklachten.* Jaarcongres KNGF, 73-74, 1994.
2   Knibbe JJ en Knibbe NE. *Een hap uit de olifant. Brancherapport Fysieke belasting V&V, eindmeting CAO AG.* LOCOmotion, Bennekom, 2005.
3   Hanneke JJ, Knibbe NE. *The value of ergonomic design of incontinence pads.* Proceedings of the 5th Annual Safe Patient Handling & Movement Conference. St Pete Beach, USA Florida, 2005.
4   Kogi K. Supporting tools for participatory workplace improvement in small enterprises in developing countries. *Participatory ergonomics,* 1682-1684, 1992.
5   Peters RH. Strategies for encouraging self protective employee behaviour. *Journal of Safety Research* (22), 53-70, 1991.
6   Petersen A van, Engelen M, Vree de F, Knibbe NE. *Monitor Arboconvenant Ziekenhuizen.* Eindmeting, Leiden, 2005.
7   Blanchard K en Shula D. *Everyone's a coach.* Harper Business, New York, 1995.
8   Fijlstra R, Wullings H. *No nonsense met een hart. Over bezieling, leiderschap en cultuurmanagement.* Scriptum books, Schiedam, 1996.
9   Knibbe JJ, Knibbe NE. Diverse werkpakketten fysieke belasting uitgebracht door de Sectorfondsen Zorg en Welzijn.
10 De volgende sites kunnen worden geraadpleegd:
    www.ambulitis.nl
    www.arbozw.nl
    www.ergocoaches.nl
    www.goedgebruik.nl
    www.locomotion.nu
    www.pregoplus.nl
11 Knibbe NE en Knibbe JJ. De computer voorkomt rugklachten. Goed leren tillen op cd-rom. *Verpleegkunde Nieuws* 10 (12), 14-17, 1998.

1

Scholingsplan Integraal Tilbeleid Thuiszorg Nieuwe Waterweg-Noord

Ten behoeve van de implementatie van het integraal tilbeleid[1] dienen de uitvoerenden geschoold te worden op een aantal terreinen, namelijk:

I   Motivatie van preventie op het gebied van fysieke belasting

Doel
* Medewerkers zijn zich bewust van het belang van preventie op het gebied van fysieke belasting.
* Medewerkers weten hoe zij moeten werken zonder hun rug en andere gewrichten te overbelasten en kunnen onveilige situaties signaleren.
* Medewerkers kunnen hun grenzen ten aanzien van fysieke belasting benoemen.
* Medewerkers zijn in staat het belang van de cliënt, de organisatie en henzelf ten aanzien van fysieke belasting te benoemen.
* Medewerkers zijn in staat in overleg met cliënten en hun mantelzorgers zodanige omstandigheden te creëren dat het belang van alle partijen gediend is.
* Medewerkers zijn in staat cliënten en hun mantelzorgers voorlichting te geven op het gebied van preventie van fysieke belasting.

Onderwerpen
Waarom rugklachtenpreventie?
* Welke belangen heeft de cliënt?
* Welke belangen heeft de uitvoerende?
* Welke belangen heeft de organisatie?
Oorzaken rugklachten
Inhoud beleid
Veilig werken
* Waarom is het van belang om overbelasting te voorkomen?

[1] Klaassen A, *Scholingsplan integraal tilbeleid* TNWN. Thuiszorg Nieuwe Waterweg-Noord, Schiedam, 2000.

- Statische/dynamische belasting.
- Gevolgen statische/dynamische belasting voor rug en andere gewrichten.
- Waarom tilhulpmiddelen?
- Wat is de rol van de cliënt hierin?
- Voor-/nadelen tilhulpmiddelen voor cliënt.
- Financiële gevolgen.
- Zorgweigeringsprocedure.
- Tilprotocollen.

Status:	Verplicht
Vorm:	College
Maximum aantal deelnemers:	30
Tijdsduur:	3 uur

Deelnemers:
- Medewerkers verpleging/verzorging
- Medewerkers avond-weekend-nachtdienst
- Medewerkers acute dienst
- Invallers
- C-verzorgenden

Docent:	Projectbegeleider/ergocoach

2 Praktische vaardigheden

a Tiltechnieken

Doel
- Medewerkers kunnen bepalen in welke situaties cliënten manueel verplaatst kunnen worden.
- Medewerkers kunnen aangeven in welke situaties manueel verplaatsen niet meer verantwoord is.
- Medewerkers weten welke tiltechnieken zij in bepaalde situaties toe kunnen passen.
- Medewerkers bezitten de vaardigheid de tiltechnieken op een verantwoorde manier toe te passen.

Status:	Verplicht
Vorm:	Praktijk
Maximum aantal deelnemers:	15

Tijdsduur:
- Vier dagdelen van drie uur indien men de scholing nog niet heeft gevolgd.
- Een dagdeel als men de scholing in het verleden al heeft gevolgd.
- Iedere twee jaar dient een follow-up van één dagdeel plaats te vinden.

Deelnemers:
- Medewerkers verpleging/verzorging
- Medewerkers avond-weekend-nachtdienst

- Medewerkers acute dienst
- Invallers
- C-verzorgenden

Docent: Mensendiecktherapeut

b   Omgaan met kleine tilhulpmiddelen en tilliften

Doel

- Medewerkers weten voor welke cliëntsituaties de kleine tilhulpmiddelen geschikt zijn.
- Medewerkers kunnen aangeven in welke situaties een actieve dan wel een passieve tillift gebruikt kan worden.
- Medewerkers zijn in staat de voordelen voor de cliënt én de medewerkers te benoemen van gebruik van hulpmiddelen.
- Medewerkers kunnen aan cliënten en hun mantelzorgers voorlichting geven over (het gebruik van) tilhulpmiddelen.
- Medewerkers kunnen bij cliënten met hulpmiddelen werken.
- Medewerkers weten hoe een tillift werkt.

Status: Verplicht
Vorm: Discussie en praktijk
Maximum aantal deelnemers: 15
Tijdsduur: 3 uur
Deelnemers:

- Medewerkers verpleging/verzorging
- Medewerkers avond-weekend-nachtdienst
- Medewerkers acute dienst
- Invallers

Docent: Projectbegeleider/ergocoach

c   Werken met tilprotocollen

Doel

- Medewerkers kennen de bedoeling van het werken met tilprotocollen.
- Medewerkers weten hoe ze tilprotocollen moeten invullen en lezen.
- Medewerkers kunnen bij de cliënt het tilprotocol lezen en uitvoeren.
- Cliënten worden verplaatst op de manier zoals aangegeven in de tilprotocollen.

Omgaan met tilprotocollen wordt kort in de hiervoorgenoemde scholingen behandeld én uitgebreid besproken in teamvergaderingen, geleid door ergocoaches aan hand van casuïstiek

Status: Verplicht
Vorm: Discussie en praktijk aan de hand van casuïstiek
Maximum aantal deelnemers: Team
Tijdsduur: 2 uur (in teamoverleg)

Deelnemers:
- Medewerkers verpleging/verzorging
- Medewerkers avond-weekend-nachtdienst
- Medewerkers acute dienst
- Invallers

Docent: Ergocoach

3   Scholing ErgoCoaches

Doel
- Ergocoaches zijn in staat collega's advies te geven op het gebied van fysieke belasting.
- Ergocoaches zijn in staat collega's bij te scholen op het gebied van fysieke belasting.
- Ergocoaches zijn in staat te beoordelen of in een bepaalde cliëntsituatie een transfer veilig te maken is (veilig voor zowel de uitvoerende als de cliënt).
- Ergocoaches zijn in staat te beoordelen welke techniek of welk hulpmiddel bij een cliënt ingezet moet worden om voor zowel de cliënt als de uitvoerende de transferhandeling veilig te laten verlopen.

Status:	Verplicht
Vorm:	Discussie, praktijk, literatuur, oefeningen (inclusief tiltechnieken)
Maximum aantal deelnemers:	7
Tijdsduur:	10 dagdelen
Deelnemers:	1 ergocoach per thuiszorgeenheid (7)
Docent:	Instituut voor Rugklachtenpreventie en Haptonomie
Kosten:	Zie offerte

4   Scholing magazijnmedewerkers

Doel
- Medewerkers van het centraal magazijn bezitten de basisdeskundigheid op het gebied van tillen en verplaatsen.
- Medewerkers van het centraal magazijn weten hoe een tillift werkt en in elkaar gezet moet worden.
- Medewerkers van het magazijn verplaatsen niet meer dan 25 kg en bij traplopen niet meer dan 10 kg.

Opzet:
- Algemene inleiding houding en tiltechnieken.
- In- en uitladen van de auto.

- In elkaar zetten en uit elkaar halen van de hulpmiddelen.
- Verplaatsen van hulpmiddelen.

Status:	Verplicht
Vorm:	Discussie en praktijk
Maximum aantal deelnemers:	Team centraal magazijn
Tijdsduur:	3 uur
Deelnemers:	Team centraal magazijn
Docent:	docent Arjo

Inwerkprogramma

In voorgaand scholingsplan is een beschrijving gegeven van de scholingen die in het kader van het integraal tilbeleid noodzakelijk zijn. Dit vergt een grote investering van TNWN. Het is dan ook van groot belang dat dit een vervolg krijgt. Dit kan door het beleid goed te borgen, bijvoorbeeld door ergocoaches, maar ook door nieuwe medewerkers ook deze scholingen te geven. De scholingen dienen dan tevens een plaats in het inwerkprogramma te krijgen. In onderstaand schema wordt een voorstel gedaan om dit te doen.

Scholing	Docent	Binnen hoeveel tijd na indiensttreding
Motivatie	Ergocoach	2 maanden
Omgaan met tilhulpmiddelen	Ergocoach	2 maanden
Tilprotocollen	Ergocoach	2 maanden
Tiltechnieken	Mensendiecktherapeute	1 jaar
Magazijnmedewerkers	tilliftleverancier/projectleider	2 maanden

Bijlage

2

Profielschets ErgoCoach

Thuiszorg Nieuwe Waterweg Noord heeft beleid ontwikkeld op het gebied van transfers van cliënten, mobiliteit en overbelasting van het bewegingsapparaat bij medewerkers en mantelzorgers. Om dit beleid te ondersteunen en uit te voeren heeft elk team een zogenoemde ergocoach: een deskundige op het gebied van transferproblematiek en (on)veilige werkhouding.

In deze notitie wordt een profielschets[1] gegeven van de ergocoach.

Organisatorische vereisten

1 De ergocoach heeft een dienstverband van (bij voorkeur) minimaal 60% en werkt ook middagen.
2 De ergocoach neemt deel aan de patiëntenbesprekingen van haar subteam.
3 De ergocoach heeft minimaal een jaar ervaring binnen de thuiszorg.
4 De ergocoach heeft gemiddeld drie uur per week beschikbaar voor de uitvoering van haar taken.
5 De ergocoach dient scholingen te volgen ter voorbereiding op haar taken.
6 De ergocoach dient goed bereikbaar te zijn voor haar collega's.
7 Per thuiszorgeenheid dient minimaal een van de ergocoaches een (wijk)verpleegkundige te zijn. De andere ergocoach kan ook een wijkziekenverzorgende zijn.

Vaardigheden

1 De ergocoach is gemotiveerd en enthousiast om uitvoering te geven aan het transferbeleid binnen de organisatie.
2 De ergocoach heeft de kennis en vaardigheden en de juiste attitude om collega's, gevraagd en ongevraagd, te adviseren rondom de transferproblematiek. Zij bezit onderhandelingsvaardigheden om de cliënten, de mantelzorg en de collega's te kunnen motiveren.
3 De ergocoach kan, samen met haar collega's, cliëntsituaties analyseren en zo mogelijk oplossen. Zij is in staat ongezonde werksituaties te signaleren en op te lossen.

---

[1] Klaassen A, *Profielschets ergocoach*. Thuiszorg Nieuwe Waterweg-Noord, Schiedam, 2000.

4   De ergocoach kent de tiltechnieken en weet in welke cliëntsituaties de technie-
     ken toegepast kunnen worden. Zij is in staat deze technieken in specifieke
     cliëntsituaties over te dragen aan collega's, hulpverleners van andere organisa-
     ties en mantelzorgers.
5   De ergocoach heeft gedetailleerde kennis van alle hulpmiddelen op het gebied
     van transfers en rugklachtenpreventie en weet in welke cliëntsituaties de hulp-
     middelen ingezet moeten/kunnen worden.
6   De ergocoach heeft gedetailleerde kennis van de sociale wetgeving en weet
     waar eventuele vergoedingen van hulpmiddelen aangevraagd kunnen worden.
7   De ergocoach is in staat tot het geven van individuele voorlichting c.q. instruc-
     tie aan collega's, cliënten, mantelzorgers en hulpverleners van andere organisa-
     ties.
8   De ergocoach is in staat tot het geven van groepsvoorlichting c.q. instructie aan
     collega's, cliënten, mantelzorgers en hulpverleners van andere organisaties.

Taken

1   De ergocoach neemt deel aan de nog op te zetten kwaliteitskring.
2   De ergocoach geeft consulten aan collega's en hulpverleners van andere orga-
     nisaties.
3   De ergocoach gaat zo nodig met collega's op huisbezoeken.
4   De ergocoach geeft voorlichting aan collega's over transferbeleid, hulpmidde-
     len en sociale wetgeving en ontwikkelingen op dit terrein.
5   De ergocoach draagt, in samenwerking met collega-ergocoaches, zorg voor het
     inwerken van nieuwe collega's in haar team.
6   De ergocoach geeft de scholingen op het gebied van beperking fysieke belas-
     ting.
7   De ergocoach levert een bijdrage aan het ontwikkelen van transfer- c.q. mobi-
     liteitsbeleid van de organisatie.
8   De ergocoach signaleert in samenwerking met het teamhoofd eventuele tekor-
     ten in de basisdeskundigheid van collega's.
9   De ergocoach profileert zich als deskundige op het gebied van transfers naar ex-
     terne organisaties.
10   De ergocoach rapporteert schriftelijk aan de kwaliteitskring over de consulten
     die zij gegeven heeft. De ergocoach registreert alle activiteiten ten behoeve van
     het ergocoachschap.
11   De ergocoach heeft een rol in het ontwikkelen van protocollen en standaarden
     op het gebied van het integraal beleid.
12   De ergocoach neemt deel aan activiteiten ten behoeve van de deskundigheids-
     bevordering van de kwaliteitskring.
13   De ergocoach indiceert ten behoeve van de uitleen de trippelstoel en artrodese-
     stoel.
14   De ergocoach beheert de aan- en uittrekhulpmiddelen voor steunkousen.
15   De ergocoach beheert de hulpmiddelen ter voorkoming van fysieke belasting
     die uitgeprobeerd kunnen worden, maar geen deel uitmaken van het uitleen-
     pakket.

Taak kwaliteitskring

1 Het op peil houden van de deskundigheid van de ergocoaches.
2 Intervisie voor de ergocoaches.
3 Het signaleren van nieuwe ontwikkelingen op het gebied van transfer- c.q. mobiliteitsproblematiek, sociale wetgeving en hulpmiddelen en het vervolgens ontwikkelen van beleid daarop.
4 Het ontwikkelen van nieuw informatiemateriaal, zowel in- als extern.
5 Het ontwikkelen van protocollen en standaarden op het gebied van transfer- c.q. mobiliteitsproblematiek.
6 Het doen van een scholingsaanbod naar de organisatie.
7 Het profileren van de kwaliteitskring en haar leden, zowel in- als extern.

3

Voorbeeld verslagformulier Probleemanalyse[1]

Verslag werkbezoek ErgoCoach

Hulpvraag   Datum:
Van wie:
Omschrijving:

Cliëntgegevens   Naam:
Geboortedatum:
Adres:
Of afdeling + kamer:
Ziektebeeld:
Prognose:
Mobiliteitsklasse:
Medicijngebruik:

Verslag (huis)bezoek   Datum:
Wie aanwezig:
Observaties:

Wat zijn de problemen fysieke belasting?
Van welke vorm van belasting is er sprake?
Wat is de oorzaak (werker-werk-vraag)?
Wat is het advies?

Probleem 1:

Vorm van belasting:

Oorzaak:

Advies:

[1] Mol I, Instituut voor Rugklachtenpreventie en Haptonomie, Den Haag, 2005.

Probleem 2:

Vorm van belasting:

Oorzaak:

Advies:

Probleem 3:

Vorm van belasting:

Oorzaak:

Advies:

Samenvatting adviezen en acties; wie doet wat en wanneer?

Evaluatiedatum:

Ergocoach: Bereikbaarheid:
Telefoon: Spreekuur:

Cc: cliënt/team/leidinggevende/fysiotherapeut/ergotherapeut/behandelend arts

Over de auteurs

Inga M. Mol is wijkverpleegkundige, docente verpleegkunde en docente haptonomisch verplaatsen. In 1990 heeft zij het Instituut voor Rugklachtenpreventie en Haptonomie opgericht. Van hieruit verzorgt zij onder meer een opleiding voor ergocoaches. Van haar hand verscheen eerder het boek: *Tillen in de Thuiszorg. Hoe je rugklachten kunt voorkomen*[1].

Drs. Hanneke J.J. Knibbe en drs. Nico E. Knibbe zijn beiden bewegingswetenschapper. Hanneke is daarnaast fysiotherapeut; Nico is voorlichtingskundige. Zij werken sinds 1988 vanuit onderzoeks- en adviesbureau LOCOmotion samen met een netwerk van collega's aan onderzoek, ontwikkel- en advieswerk op het gebied van fysieke belasting in de zorg, zowel nationaal als internationaal. LOCOmotion is nauw betrokken bij de ontwikkeling van de Praktijkrichtlijnen Fysieke Belasting in de zorg, de arboconvenanten in de zorg, onderzoek naar de implementatie van richtlijnen en het werk van ergocoaches. Hanneke en Nico Knibbe hebben over deze onderwerpen veel gepubliceerd.

Annemarie J.W.M. Klaassen is wijkverpleegkundige en is sinds 15 jaar beleidsmedewerker in de thuiszorg. In die functie en vanuit haar eigen adviesbureau Klaassen Advies heeft zij in een aantal organisaties beleid op het gebied van fysieke belasting ontwikkeld. Ook is zij in een aantal organisaties betrokken geweest bij de implementatie van de Praktijkrichtlijnen Fysieke Belasting. Ze is actief betrokken bij verschillende landelijke trajecten, zoals TilWeg 5b en Goed Gebruik. Ze is medeauteur van het boek *Arbocheck in de thuiszorg*.

Josien Boomgaard is beleidsadviseur bij de thuiszorg en adviseur/ergotherapeut vanuit Gooiland Ergotherapie in Hilversum.

---

[1] Elsevier gezondheidszorg, Maarssen 2001.